北京天坛医院神经内科疑难病例

主　编　周　衡

副主编　秦海强　　牛松涛　　王化冰

编　者　（按姓名汉语拼音排序）

曹　姗（河北省保定市第一中心医院）　　　　牛松涛（首都医科大学附属北京天坛医院）

陈　彬（首都医科大学附属北京天坛医院）　　秦海强（首都医科大学附属北京天坛医院）

陈　超（首都医科大学附属北京天坛医院）　　宋　田（首都医科大学附属北京天坛医院）

冯　丽（河北省承德市中心医院）　　　　　　唐鹤飞（首都医科大学附属北京天坛医院）

冯亚利（河南省巩义市人民医院）　　　　　　王　琰（首都医科大学附属北京天坛医院）

何　涛（河北省邢台市第三医院）　　　　　　王　展（首都医科大学附属北京天坛医院）

黄连铭（河北省冀中能源邢台矿业集团有限责　王东枝（河北省衡水市第二人民医院）

　　　　任公司总医院）　　　　　　　　　　王化冰（首都医科大学附属北京天坛医院）

李　伟（首都医科大学附属北京天坛医院）　　王小蓉（四川省雅安市人民医院）

李利锋（河北省邢台市第三医院）　　　　　　郑　颖（黑龙江省双鸭山市煤炭总医院）

李志梅（首都医科大学附属北京天坛医院）　　周　衡（首都医科大学附属北京天坛医院）

指导专家：王拥军（首都医科大学附属北京天坛医院）
　　　　　赵性泉（首都医科大学附属北京天坛医院）
　　　　　张星虎（首都医科大学附属北京天坛医院）
　　　　　张在强（首都医科大学附属北京天坛医院）
　　　　　孙异临（中国医学科学院神经科学研究所）

北京大学医学出版社

BEIJING TIANTAN YIYUAN SHENJING NEIKE YINAN BINGLI

图书在版编目（CIP）数据

北京天坛医院神经内科疑难病例/周衡主编. —北京：
北京大学医学出版社，2014.10（2017.8 重印）

ISBN 978-7-5659-0960-3

Ⅰ．①北…　Ⅱ．①周…　Ⅲ．①神经系统疾病-疑难病-
病案　Ⅳ．①R741

中国版本图书馆 CIP 数据核字（2014）第 231054 号

北京天坛医院神经内科疑难病例

主　　编：周　衡
出版发行：北京大学医学出版社
地　　址：（100191）北京市海淀区学院路 38 号 北京大学医学部院内
电　　话：发行部 010－82802230；图书邮购 010－82802495
网　　址：http://www.pumpress.com.cn
E－mail：booksale@bjmu.edu.cn
印　　刷：北京佳信达欣艺术印刷有限公司
经　　销：新华书店
责任编辑：靳新强　　责任校对：金彤文　　责任印制：罗德刚
开　　本：787mm×1092mm　1/16　印张：7.25　字数：181 千字
版　　次：2014 年 10 月第 1 版　2017 年 8 月第 2 次印刷
书　　号：ISBN 978-7-5659-0960-3
定　　价：30.00 元

前　言

20 年前，当我有幸成为天坛医院神经内科大夫中的一员的时候，心中充满了荣耀。随着七千多个日出日落的更替，这份荣耀慢慢变成了一种责任，我时常自问，自己是不是对得起这种荣耀？为了荣耀的延续，自己究竟做过些什么？

刚刚入行的时候，我曾经感慨神经病学的涵盖是如此的广阔，从无形的意识到身体发肤；从呱呱坠地的婴儿到耄耋之年的老人，都是我们的研究对象。每一个领域，每一天都在发生着新的进展。天地如此广阔，道路又如此漫长。在每一个神经科医师的专业之路上，总会有这样一些瞬间，或者是因为在那个瞬间，我们终于明确了一个诊断；或许是因为在那个瞬间，我们挽救了一个患者甚至一个家庭；或许是因为在那个瞬间，我们避免了一个错误。这些瞬间往往使我们终生难忘、终生受益。每每我们谈起自己职业生涯的时候，这些瞬间便会不自觉地从脑海中走出来，给晚生后辈带来良久的唏嘘感叹。

岁月终将老去，记忆也会褪色。多年来，我一直想把这些瞬间串联起来，但大大小小的事情把计划一再拖延下去。直到 2013 年，在我负责天坛医院神经内科教学工作的时候，不经意间和新来的进修医师提到了这件事，他们纷纷表示愿意加入到这件事当中来。在他们身上，我看到了自己曾经有过的激情。于是，计划开始实施，病例筛选、资料搜集、文献检索，复杂的过程带给大家的乐趣是我们都没有料想到的。

通过层层筛选，我们最终确定将 13 个病例纳入本书，这其中包括神经系统遗传代谢性疾病、神经系统感染性疾病、神经系统免疫性疾病及脑血管病等多个病种。每一个病例能否入选，最重要的前提是它的诊断是否明确？是否达到公认的金标准？如果不能，哪怕病例再完整，治疗再有效，也不在考虑的范围。这是因为我们必须提供给大家经得起推敲的病例，如果诊断还存在疑问，那么根据诊断所进行的讨论也就不免成为了空中楼阁。在这 13 个病例中，我们应用了病理学、分子生物学等手段，力求做到诊断可信，言之有据。

确定病例之后，我们就每一个病例的写法进行了商讨。首先，在每一个病例的开始部分，严格按照神经内科的规范，细致描述患者的神经系统查体结果。这是因为我们发现，在神经内科查体的具体操作与描述上，不同医学院毕业的研究生和进修医师存在很多的差异，孰对孰错暂且不说，格式的混乱也可能引起工作的不便。所以，规范的体格检查描述十分重要。在体格检查描述之后，我们不是直接把诊断结果告诉读者，而是力求还原临床的诊断过程。也就是说，如何根据首诊资料确定诊断的方向，如何根据患者的病情变化和新的检查结果，调整自己的思路，最终得到正确的诊断。我们当中的很多人都曾经痴迷于福尔摩斯的基本演绎法，其实医生和侦探的思维方式很接近，侦探寻找的是罪犯，而我们探究的是病因。起源于亚里士多德的演绎法要求它的使用者具备两个条件：一是充分了解事物的一般性规律，二是熟练掌握演绎推理的方法。在疾病的诊断过程中，我们往往要借助演绎推理法，因此，在不断丰富医学知识的同时，对于诊断过程的研究同样重要。

在每个病例的最后，我们照例进行了讨论，并列出了相关的延伸阅读文献，以备同行们阅读。

终于有一天，我把整部书稿通览一遍，才觉得自己可能刚刚做了一件能够使荣耀感延续的事情。在这些病例里面，有我们的青春，有我们的追求，更有我们的成长。

周衡

2014. 10. 28

目　录

第1章　舞蹈病——棘状红细胞增多症

刚做神经科医生的时候，作者总觉得舞蹈样运动（choreic movement）这个名称多少有些残酷。舞蹈应该是经过提炼、组织和美化了的人体动作，是一种给人带来美感的艺术；而只有亲眼目睹才知道，舞蹈样运动的病人是如此的痛苦与无助。几年以后，发现确实没有恰当的词语来描述这组症状了。

舞蹈样运动是神经科颇具特异性的临床表现，按照教科书的描述，是一种肢体不规则、无节律、无目的和不对称的运动，患者不停地耸肩、转颈、伸臂、抬手和伸屈手指，只有在入睡后，才可能消失。神经科医生一旦看到典型的舞蹈样运动，都会准确地把病变定位于尾状核和壳，但更重要的是找到舞蹈样动作背后的原因，只有病因明确，才能给予患者有效的治疗。

病例 1

【主　诉】男性，35 岁，不自主运动伴认知功能下降 8 年

【现病史】

男性，35 岁，8 年前患者出现不自主耸肩，无言语不清，行走、书写如常，日常生活不受影响，未行诊治。7 年半前出现不自主咬伤舌前部及唇、颊部，伴流涎、焦虑、恐惧，先后因唇舌咬伤至当地医院缝合 3 次。7 年前下颌部及四肢不自主运动逐渐增多。于当地医院行头 MR 提示双侧侧脑室扩大，先后住院治疗 3 次，未明确诊断，口服氟哌啶醇等药物治疗，无明显疗效。4 年前患者停服所有药物，下颌部及四肢不自主运动逐渐加重，手不能自主支配，不能持物及自己进食，步态不稳，上下楼梯困难；同期出现言语不清，可以正常理解别人言语，无意识不清，无视物模糊，无复视，无肢体抽搐，无感觉异常，无排尿排便障碍。患病期间，患者认知功能进展性下降，以记忆力减退为主要表现，3 年前开始不能胜任日常办公室工作。

【既往史、个人史及家族史】

无特殊。

【神经系统专科查体】

精神智能状态：意识清楚，言语流利，构音障碍，认知功能减退，记忆力、定向力、判断力均有下降。情感表现正常。

脑神经：

Ⅰ：未查。

Ⅱ：双眼视力、视野粗测正常，眼底视盘（视神经乳头）边界清楚。

Ⅲ、Ⅳ、Ⅵ：上眼睑无下垂，眼球无外凸及内陷，双侧瞳孔等大等圆，直径 3mm，直接、间接对光反射灵敏，眼动充分，未引出眼震。

Ⅴ：双侧面部针刺觉对称存在，可见频发咀嚼样不自主运动，双侧角膜反射灵敏，下颌反射未引出。

Ⅶ：双侧面纹对称，鼻唇沟对称。

Ⅷ：双耳听力粗测正常。

Ⅸ、Ⅹ：悬雍垂居中，双侧软腭抬举力正常对称，咽反射存在。

Ⅺ：转颈、耸肩对称有力。

Ⅻ：伸舌居中，无舌肌萎缩、纤颤。

运动系统：肌肉容积正常，四肢可见舞蹈样不自主运动，四肢肌力5级，四肢肌张力低。

共济运动：快速轮替试验不能完成，双侧指鼻试验及跟膝胫试验欠稳准。Romberg征睁闭眼均不稳。

步态：共济失调性步态，直线行走不能。

反射：双上肢腱反射对称减低，双下肢腱反射消失，双侧病理征阴性。

感觉系统：深浅感觉对称正常，复合感觉正常。

其他：舌尖可见部分缺如。

【辅助检查】

1. 头颅磁共振扫描

显示侧脑室扩大，见图1-1。

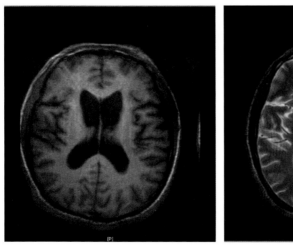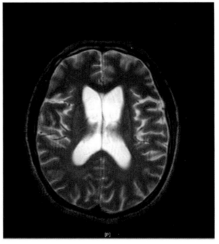

图1-1　患者头颅磁共振扫描示：侧脑室扩大

2. 血常规检查

血红蛋白（HGB）：134g/L，血生化检查：肌酶：CK 2443 IU/L，CK-MB 133 IU/L，其他血生化项目正常。

【诊断经过】

面对一位以"舞蹈样不自主运动伴认知功能减退"为主诉的青年男性患者，我们需要寻找舞蹈样动作背后的原因。典型的舞蹈样不自主运动的定位诊断可以确认位于基底节区，也就是说，凡累及基底节区的病变，均可有类似表现，包括脑血管病、颅内肿瘤，多种代谢异常（如电解质异常）等。依据患者已有的辅助检查结果，我们首先排除了以上诊断，而把目标放在了遗传性疾病及其他获得性基底节区病变上面。我们列出了临床常见的几种以舞蹈样不自主运动为主要临床表现的疾病，并总结了其病因学、流行病学及症候学特征（表1-1）：

表 1－1　小舞蹈病、亨廷顿舞蹈病、舞蹈病-棘状红细胞增多症病因学、流行病学及症候学特征

		小舞蹈病（chorea minor，CM）	亨廷顿舞蹈病（Huntington disease，HD）	舞蹈病-棘状红细胞增多症（chorea－acanthocytosis，ChAc）
病因		风湿热在神经系统的表现，可能是易感儿童经 A 组溶血性链球菌感染后产生相应抗体，与尾状核、丘脑底核神经元的抗原结合，引起免疫性炎症所致	常染色体显性遗传病，第 4 号染色体基因突变。主要累及基底节区和大脑皮质	常染色体隐性遗传的脂类代谢病
病理		黑质、纹状体、丘脑底核、小脑齿状核和大脑皮质充血水肿、炎性细胞浸润和少量神经元变性	广泛神经元变性，尾状核萎缩最为明显，壳、苍白球也有萎缩	尾状核、苍白球及纹状体神经胶质增生及周围神经轴突性神经病，组织学检查提示壳神经元缺失，星形胶质细胞增生
流行病学特征	发病年龄	5～15 岁多发	30～40 岁多见	10～70 岁
	性别差异	女性多见	男女无明显差异	未见相关统计
	家族史	无明确家族史	大多数有阳性家族史	无明确家族史
临床表现	认知功能		进行性痴呆	可有进行性痴呆
	精神症状	常见，表现为失眠躁动、易激惹，部分患者出现幻觉	早期抑郁、进展出现幻觉、妄想、易怒等	可有个性行为改变
	舞蹈样动作	上肢、面部多见，下肢动作较少，可影响躯干，可有构音障碍及吞咽困难	累及全身，舞蹈样步态，随病情进展，舞蹈样动作减少，进而出现帕金森综合征表现	可累及四肢及口面部，导致咬舌、发出怪声、吞咽困难和构音障碍。约半数患者可出现反复的运动性抽动
	肌张力	四肢肌张力降低，舞蹈样手姿	早期肌张力降低，后期出现肌强直	常见肌张力降低
	腱反射	减弱		减弱
辅助检查	外周血	白细胞增加	正常	常规检查大致正常
	红细胞沉降率	加快	正常	正常
	C 反应蛋白	增高	正常	正常
	抗 O 滴定	增高	正常	正常
	碱性磷酸酶			增高
	头颅 CT	尾状核区低密度	大脑皮质、尾状核萎缩，蝴蝶征	尾状核等部位萎缩、脑室前角扩大
	头颅 MRI	T_2WI 基底节区高信号	T2WI 壳高信号	T2WI 上显示尾状核、豆状核有异常的高信号
	肌电图	无特殊改变	无特殊改变	周围神经病表现
特异性诊断依据		可能存在的风湿热表现：心肌炎、发热、皮下结节等	基因测序	基因测序、外周血发现达到诊断标准的棘状红细胞

3

针对以上对常见以舞蹈样不自主运动为主要表现的疾病的对比，我们发现，由于难以获得病理学标本，以上三种疾病在患者的临床表现、影像学改变等方面的差异缺乏特异性，而特异性诊断依据集中在实验室检查、家族史分析及基因测序方面，因此，我们制订了以下协助诊断的检查计划：

（1）有关风湿热性疾病的检查：红细胞沉降率、C 反应蛋白、抗 O 滴定。

（2）肌电图，患者腱反射低下，行肌电图检查以期发现周围神经病证据。

（3）再次详细询问患者家族史，寻找家族中可能存在的其他患者。

以上检查结果回报如下：

（1）患者血沉、C 反应蛋白、抗 O 滴定均阴性，且无其他风湿热性疾病证据。

（2）肌电图回报：

1）感觉神经传导检测：右侧正中神经感觉动作电位波幅降低，传导速度降低；右侧尺神经感觉动作电位波幅降低，传导速度降低；右侧胫神经感觉动作电位波形未引出；右侧腓肠神经感觉动作电位波形未引出。

2）运动神经传导检测：右侧胫神经运动末端复合肌肉动作电位潜伏期延长，波幅正常；右侧腓总神经运动末端复合肌肉动作电位波形未引出；腓骨小头处复合肌肉动作电位波幅降低。

3）重复神经电刺激：刺激尺神经，小趾展肌记录：低频未见递减，高频未见递增及递减；刺激腋神经，三角肌记录，低频未见递减；刺激面神经，眼轮匝肌记录，低频未见递减。

存在周围神经病变证据。

（3）再次询问家族史，仍未发现类似患者。

通过以上检查，小舞蹈病基本排除，下一步诊断的范围主要集中于亨廷顿舞蹈病和舞蹈病-棘状红细胞增多症，鉴于亨廷顿舞蹈病的确诊有赖于基因测序，而舞蹈病-棘状红细胞增多症可通过外周血细胞形态检测得到诊断证据，我们把进一步诊断的目标定位在进行红细胞形态学检查，患者外周血光镜检查未见明显异常，我们决定进行外周血扫描电镜检查。

外周血扫描电镜报告：镜下可见棘状红细胞（20%～25%）。达到舞蹈病-棘状红细胞增多症诊断标准（图 1-2）。

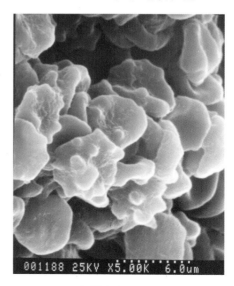

图 1-2 扫描电镜下的棘状红细胞

001188 25KV X5.00K 6.0um

【诊断】 舞蹈病-棘状红细胞增多症（chorea - acanthocytosis）

舞蹈病-棘状红细胞增多症（chorea - acanthocytosis，ChAc）是一种罕见的运动障碍性疾病，主要症状包括进展性肌肉无力及萎缩、进展性认知功能减退、舞蹈病和棘红细胞增多症，其他症状包括面部抽搐、进展性步态不稳、痫性发作、舌唇自伤及人格改变等。本患者为青年男性，慢性病程，进展性加重。依据病史、体征及辅助检查结果，病变累及锥体外系基底节区神经核团、周围神经、骨骼肌，并有智能减退表现，呈神经系统多系统受累表现，并以运动障碍、舞蹈样多动为主。患者无明确家族类似遗传病史，常规辅助检查未见风湿热表现，扫描电镜可见棘状红细胞，比例达20%～25%，故诊断为舞蹈病-棘状红细胞增多症（chorea‐acanthocytosis，ChAc）。

鉴别诊断：本病需要与其他以舞蹈样动作为主要临床表现的疾病相鉴别，主要包括：

（1）小舞蹈病（chorea minor，CM）　又称为 Sydenham 舞蹈病、风湿性舞蹈病，CM是风湿热在神经系统的表现，以舞蹈样不自主运动、肌张力降低、肌力减弱为临床特征，其症状与本患者相似。但 CM 发病年龄较低，以 5～15 岁多见，女性多发，辅助检查可见外周血白细胞增多、红细胞沉降率加快、C 反应蛋白增高、抗链"O"滴度增高等表现。本患者起病年龄偏晚，病变同时累及多个系统，无风湿热表现且可见达到诊断数目的棘状红细胞，故可与 CM 相鉴别。

（2）亨廷顿舞蹈病（Huntington disease，HD）　又称慢性进行性舞蹈病。HD 多见于中年人，以舞蹈样动作伴认知功能障碍为主要临床表现，与本患者相似。但 HD 患者绝大多数具有家族史，且外周血没有特异性的棘状红细胞，故可与本患者鉴别。

本病患者经确诊后，给予维生素 E 口服治疗，经随诊，目前患者舞蹈样动作及智能减退有所加重，生活尚可自理。

【讨论】

正常的循环红细胞呈双面凹的圆盘状，在尿毒症、肝衰竭、脾切除等特殊情况下，红细胞的形态会发生特异性改变，表现为红细胞表面均匀分布大量宽蒂的突起，具有以上特征的红细胞称为"钝锯齿状红细胞"。与之不同的是，若皱缩红细胞表面分布多量不规则棘刺状突起，则称为"棘状红细胞"。在临床诊断过程中，区分这两种细胞非常重要，正常成年人血液中可以见到 3% 的钝锯齿状红细胞，而棘状红细胞几乎仅见于遗传性神经障碍。而造成红细胞在体外发生皱缩的原因包括各种负离子药物、pH 值升高以及显微镜检查过程中盖玻片滑动时细胞和玻璃的相互作用。红细胞的这种形态改变可以部分或完全逆转，但是如果其棘突（膜的碎片）因此而丢失，则将不可能逆转为盘状。这种情况多发生于经依地酸钙钠（EDTA）保存的血标本、常规血液标本和输血包装，其原因是由于血浆中大的脂质分子被破坏和红细胞老化致 ATP 缺乏。

神经性棘状红细胞增多症（neuroacanthocytosis）是一种常染色体隐性遗传的脂类代谢病，突变的基因编码微粒体三酰甘油转移蛋白。该蛋白的功能是将脂肪分子从内质网膜上的合成部位转移到新的脂蛋白颗粒上。基因突变的结果是脂蛋白的合成和结构的完整性发生异常，脂蛋白缺乏。β-脂蛋白缺乏时，从肠黏膜将脂类转运到淋巴系统的功能发生障碍，乳糜微粒的形成有缺陷，影响脂溶性维生素的吸收，血中维生素 E、A、K 减少。本病的神经系统症状主要是维生素 E 缺乏引起的。维生素 E 缺乏时，神经髓鞘的不饱和磷脂发生过氧化损伤。神经系统病变主要见于脊髓，脊髓后索和周围神经有脱髓鞘病变。小脑皮质、脊髓前角细胞和大脑皮质可见神经元脱失。

1. Haidie 等把神经性棘状红细胞增多综合征分为三型

（1）Bassen‐Komzweig 综合征：又称无 β-脂蛋白血症，为常染色体隐性遗传病，临床表现为棘状红细胞增多、β脂蛋白缺乏、脂肪吸收不良、共济失调、视网膜病变，可伴肌萎缩、性腺萎缩、弓形足等。

（2）Mcleod 综合征：为 X 连锁隐性遗传病。Kell 抗原是红细胞表面除了 ABO 抗原、Rh 抗原之外第 3 种重要抗原。McLeod 综合征患者很少表达红细胞抗原 Kx（Kell 抗原的一种）或所有 Kell 抗原，所以存在轻度的代偿性溶血性贫血，血涂片检查发现棘状红细胞约占 25%。血清检查常见肌酸磷酸肌酶水平持续升高，多数病例于 50 岁左右出现迟发肌病，并可伴有心肌病，但血清抗肌萎缩蛋白（dystrophin）检查于正常值范围，有些病例电生理学和组织学检查显示轴索性神经病变和肌病并存，该病神经系统临床表现多样，有的 McLeod 综合征亚型临床表现很难与舞蹈病-棘状红细胞增多症相鉴别。

（3）Levin - Critchley 综合征：又称舞蹈病-棘状红细胞增多症。临床表现与 Mcleod 综合征相似，但患者红细胞表面 Kell 抗原及 Kx 抗原表达正常，血清脂蛋白水平亦在正常范围。

舞蹈病-棘状红细胞增多症作为神经性棘状红细胞增多综合征的一部分，本病在 20 世纪60 年代，首次被报道为 "Levine - Critchley 综合征"。美国学者先后报道了 2 个具有典型表现的家族，很快在日本也见到类似报道。本病平均发病年龄为 35 岁，但也可以发生于 10 岁之前和 60 岁之后。随着诊断手段的进步，近年来我国也先后有本病报道。

本病临床特点包括：进展性舞蹈样多动，口面部运动障碍和痴呆，存在棘状红细胞同时血脂正常。本例患者存在典型舞蹈样表现，外周血镜检及扫描电镜检查，均发现棘状红细胞，其数量达到诊断标准，血脂正常，不支持 β 脂蛋白血症诊断。患者无溶血性贫血表现，不支持 McLeod 综合征诊断，综合患者典型的舞蹈症症状及各项辅助检查结果，考虑诊断为舞蹈病-棘状红细胞增多症。

舞蹈病-棘状红细胞增多症患者棘状红细胞的形成原因尚不明确，有关红细胞膜脂质成分的研究，并没有取得一致的结果。Sakai 等以日本患者为对象的研究显示：患者红细胞膜亚油酸和硬脂酸含量降低而软脂酸和二十二碳六烯酸含量升高。表明共价结合脂肪酸可能是通过调节膜蛋白质与胞膜的相互作用而影响红细胞的形态。另有文献报道患者红细胞膜深部的流动性减弱，超微结构研究显示患者红细胞膜的骨架网的不同部位致密程度不一。患者红细胞膜蛋白特别是 band3 和红细胞膜内蛋白 B 亚单位的磷酸化增加，引起阴离子的运输发生变化（在绝大多数病例中是增加的），最终导致红细胞衰老或转运蛋白受损。由于 band3 与 band2.1 和 4.2 的细胞膜内蛋白质结合部位的构象发生改变或是因为蛋白酶的活性被上调，可引起 band3 和 band2.1（ankyrin）的自身消化速度增快。但在欧洲患者没有发现同样的改变。

近期研究显示，红细胞膜蛋白质成分的变化是另一个导致红细胞形态改变的原因。红细胞膜蛋白质，尤其是 band 3 和膜收缩蛋白的磷酸化增加，造成红细胞膜深部流动性下降，引发细胞膜网状骨架结构破坏，继而改变红细胞形态。以上研究成果，得到超微结构研究的证实，并且为进一步的研究提供了方向。近期研究结果进一步发现，神经性棘状红细胞增多症患者红细胞细胞膜明显缺乏 4.1R 蛋白，该蛋白对于维持红细胞的形状及红细胞膜的机械特性，发挥着重要作用。4.1R 蛋白缺乏与运动过度性疾病之间的联系，已经受到广泛关注。

结构变化导致纹状体的功能发生变化，主要表现是特异性舞蹈症样动作，这种表现被认为是壳和苍白球运动通路被破坏的结果。经过尾状核的非运动性额叶环路受损可能与患者的行为异常有关。在舞蹈病-棘状红细胞增多症患者中，相当一部分伴发强迫症等行为异常，这提示尾状核可能参与外侧眶额环路（LOFL）的功能。

舞蹈病-棘状红细胞增多症的神经解剖学改变主要表现为广泛性神经元缺失，尾状核、苍白球及纹状体神经胶质增生及周围神经轴突性神经病。尸体解剖表现为尾状核、壳萎缩，很少扩展到苍白球和黑质，组织学检查提示壳神经元缺失，星形细胞增生。文献报道，在患者大脑皮质发现核内包涵体，呈泛素、扩展的多聚谷氨酰胺和 torsin A 免疫反应阳性，提示本病可能与三核苷酸重复扩展突变有关。与亨廷顿病相反，舞蹈病-棘状红细胞增多症的病理改变较少累及大脑皮质，小脑、脑桥也未见受累报道。病理生理学研究显示，舞蹈病-棘状红细胞增多症患者的全脑多巴胺水平降低，壳、苍白球内去甲肾上腺素水平升高，纹状体黑质P物质水平降低，尾状核和黑质的5-羟色胺水平降低。

舞蹈病-棘状红细胞增多症是一种常染色体隐性遗传疾病，Rubio等通过连锁分析，将疾病基因定位于9q21-q22上GATA89A11和D9S1843之间6厘摩的区域。2001年Ueno及Rampoldi等同时将疾病基因精细定位于9q21上D9S1674和Dgs1122之间的区间，并克隆了该基因ChAc。ChAc全长约250 kb，由73个外显子组成，包括两种剪切型，分别为10 kb（外显子1～69）和11 kb（外显子1～68和70～73），编码蛋白分别由3095和3174个氨基酸组成。ChAc在全身组织均有表达，以在红细胞前体、骨骼肌、脑（包括额叶和豆状核）中表达最为丰富。目前已发现至少71种突变存在于ChAc患者中，包括无义突变、缺失或插入突变、剪切位点突变和错义突变。基因突变后可产生一截短的蛋白产物。其发生与染色体9q VPS13A基因的突变或缺失有关，该基因为大脑中的膜蛋白Chorein编码。这种膜蛋白的功能缺失，会对基底神经节神经元，特别是尾状核和壳带来影响。VPS13A基因测序有助于确诊舞蹈病-棘状红细胞增多症并将其与McLeod等神经性棘状红细胞增多症区分开。

尽管如前所述，基因测序是舞蹈病-棘状红细胞增多症的确诊手段，外周血涂片的显微镜图像，特别是扫描电子显微镜的成像，仍被认为是诊断舞蹈病-棘状红细胞增多症的有力工具。扫描电子显微镜可以客观地观察红细胞形态的变化，实际上舞蹈病-棘状红细胞增多症的红细胞的形态变异是非常具有特异性的。正常情况下棘状红细胞不存在于外周血中，如有出现，需排除实验误差所致的假阳性结果或钝锯齿状红细胞。研究认为钝锯齿状红细胞超过3%才有病理学意义。患者外周血中棘状红细胞的比例差别很大，通常为5%～50%，而且它与疾病的严重程度不相关。

2. 舞蹈病-棘状红细胞增多症的临床表现包括

（1）运动功能异常：如抽动症、肌张力障碍和震颤、肌张力升高、运动减少等类似帕金森病样的症状，可以几种肌张力障碍同时存在。帕金森综合征症状最终可转化为运动过多，最常见的是不自主咬舌、咬唇，同时存在肌张力障碍和舞蹈运动，表现为随机出现的、断续的、不规律的、多种形式的不自主运动，可以累及四肢，而以下肢受累严重。明显的假性球部功能障碍。大约一半的患者出现运动性抽搐，而部分患者表现为肌张力障碍，并以此为就诊主诉。

（2）人格障碍：包括情绪不稳定、表情淡漠、焦虑、抑郁、注意力不集中、缺乏自省以及强迫症状。

（3）认知功能障碍：约50%的患者存在轻度或中度智能障碍。以上症状均提示额叶病损。有些患者表现皮质下痴呆。

（4）特殊步态：行走时呈长的大步跨动的蹒跚步态，行走过快时表现为不自主的膝部弯曲。

（5）癫痫样发作：30%～40%的患者有癫痫样发作，以强直阵挛型发作最多见，发作频次相对较低而且药物治疗后容易控制。

（6）可同时伴发心肌病。

（7）周围神经病：腱反射减弱或消失。

（8）ChAc 患者还可出现自主神经功能障碍，表现为直立性低血压和心率随呼吸加深而减慢。

（9）多数患者出现肌酸激酶升高等生化指标改变。

（10）CT 和 MRI 扫描可见以尾状核萎缩伴侧脑室前脚扩张。MRI 扫描还可以显示尾状核、壳的对称性长 T2 信号。这种影像学改变也可以见于亨廷顿病。正电子发射断层扫描（PET）显示豆状核后部对 F 荧光多巴的摄取减少，而尾状核头部和豆状核前部对 F 荧光多巴的摄取正常，提示从黑质腹外侧区投射至豆状核后部的多巴胺神经纤维发生选择性变性。PET 还显示尾状核、豆状核和额叶皮质血流及葡萄糖代谢减少。

（11）肌肉 CT 扫描可见对称性肌肉萎缩，肌电图检查可见近端及远端肌肉失神经电位，肌肉活检可见神经源性肌肉萎缩，可见小群肌纤维，偶可见坏死肌纤维。大约半数的患者伴发轴突性神经病，其表现为腱反射减低或消失。周围神经活检显示大的有髓纤维消失。在已有的病例报道中，部分患者肌电图显示感觉性动作电位降低而神经传导速度正常。周围神经活检显示大的髓鞘纤维选择性减少或缺失，脱髓鞘和髓鞘再生较少出现，髓鞘再生纤维被突触变平的施万细胞围绕。超微结构显示有神经丝聚集的轴索肿胀，这提示轴索运输减慢可能是轴索远端变性的原因。继发的炎性反应和抗神经节苷脂（GM）抗体形成亦有报道。

神经性棘状红细胞增多症目前尚无有效治疗方法，已有的治疗，以对症支持为主。对于因进食困难而出现营养障碍的患者，应用鼻饲管可能改善其营养状况。抗精神病药物可以阶段性改善患者的舞蹈症和抽搐等症状。安定类药物可以缓解焦虑及严重的运动障碍。大剂量维生素 E 可以改善红细胞膜流动性，部分患者服用后，症状可以获得一定缓解。有文献报道应用深部脑刺激技术（DBS）作用于丘脑的腹眶侧部（Vop）对患者的躯干痉挛表现有明显的改善，这提示 DBS 可作为一种潜在性的治疗手段。

神经性棘状红细胞增多症是一种进展性、致命性疾病，患者最终可能死于肺炎、心肌炎或严重营养障碍。一旦出现典型症状，患者平均生存期为 5～10 年。而对于没有神经系统或心肌症状的患者，其寿命可能接近正常人。

【诊疗体会】

舞蹈样运动是神经科一个比较特异的临床表现，经过正规训练的临床医师能够比较容易地将它识别出来。问题是如何进一步检查，明确隐藏在舞蹈样动作背后的深层次的发病机制，对于不同的疾病，给予特异性的治疗与随诊方案。

依据现有的文献报道和临床经验，我们认为，以下检查是面对以舞蹈样动作为主要临床表现的患者时，应该重点考虑的：

（1）智能测评；

（2）外周血常规检查；

（3）红细胞沉降率；

（4）C 反应蛋白；

（5）抗链链球菌溶血素 "O"、类风湿因子；

（6）肌酶；

（7）肌电图；

（8）头颅磁共振平扫、DWI 序列；

（9）外周血扫描电镜；

（10）基因测序。

第1～8项可以作为常规筛查项目，以期了解病变累及的大致范围，是否存在锥体外系统之外的损伤。而扫描电镜由于对设备的特殊要求，其应用受到限制。随着分子生物学的进展，基因测序越来越受到临床医生的关注，但前提是我们要对测序的方向有一个基于已有临床证据的大致判断，才能达到预期的目的。

延伸阅读：

［1］Brecher G，Bessis M．Present status of spiculed red cells and their relationship to the discocyte – echinocyte transformation：A critical review．Blood，1972，40（3）：333 – 344．

［2］曲松滨，刘路然，盛利，等．舞蹈病-棘状红细胞增多症一例．中华医学遗传学杂志，2003，20：176．

［3］刘彩燕，高晶，杨荫昌，等．舞蹈病-棘状红细胞增多症．中国现代神经疾病杂志，2005，5：175 – 178．

［4］Rampoldi L，Danek A，Monaco AP．Clinical features and molecular bases of neuroacanthocytosis．J Mol Med，2002，80（8）：475 – 491．

［5］Olivieri O，De Franceschi L，Bordin L，et al．Increased membrane protein phosphorylation and anion transport activity in chorea – acanthocytosis．Haematologica ，1997，Nov – Dec，82（6）：648 – 653．

［6］Bosman GJ，Bartholomeus IG，De Grip WJ，et al．Erythrocyte anion transporter and antibrain immunoreactivity in chorea – acanthocytosis．A contribution to etiology，genetics，and diagnosis．Brain Res Bull，1994，33（5）：523 – 528．

［7］Walker RH，Morgello S，Davidoff – Feldman B，et al．Autosomal dominant chorea – acanthocytosis with polyglutamine – containing neuronal inclusions．Neurology，2002，Apr 9，58（7）：1031 – 1037．

［8］Calinisan V，Gravem D，Chen RP，et al．New insights into potential functions for the protein 4.1 superfamily of proteins in kidney epithelium．Front Biosci，2006，May，1，11：1646 – 1666．

［9］Taylor – Harris PM，Keating LA，Maggs AM，et al．Cardiac muscle cell cytoskeletal protein 4.1：Analysis of transcripts and subcellular location – relevance to membrane integrity，microstructure，and possible role in heart failure．Mamm Genome，2005，Mar，16（3）：137 – 151．

［10］Tanaka M，Hirai S，Kondo S，et al．Cerebral hypoperfusion and hypometabolism with altered striatal signal intensity in chorea – acanthocytosis：A combined PET and MRI study．Mov Disord，1998，13（1）：100 – 107．

［11］Karlsounis LD，Hardie RF．The pattern of cognitive impairments in neuroacanthocytosis：a fronto-subcortical dementia．Arch Neurol，1996，53（1）：77 – 80．

［12］Mrowietz C，Hiebl B，Franke RP，et al．Reversibility of echinocyte formation after contact of erythrocytes with various radiographic contrast media．Clin Hemorheol Microcirc，2008；39（1 – 4）：281 – 286．

［13］Huppertz HJ，Kröll – Seger J，Danek A，et al．Automatic striatal volumetry allows for identification of patients with chorea – acanthocytosis at single subject level．J Neural Transm，2008；115（10）：1393 – 400．

［14］Bader B，Walker RH，Vogel M，et al．Tongue protrusion and feeding dystonia：A hallmark of chorea – acanthocytosis．Mov Disord，2010；25（1）：127 – 129．

［15］Valko PO，Hanggi J，Meyer M，et al．Evolution of striatal degeneration in McLeod syndrome．Eur J Neurol，2010；17（4）：612 – 618．

［16］Pantaleo A，De Franceschi L，Ferru E，Vono R，Turrini F．Current knowledge about the functional roles of phosphorylative changes of membrane proteins in normal and diseased red cells．J Proteomics，2010；73（3）：445 – 455．

第 2 章　中枢神经系统炎性假瘤

入行神经内科的第 3 年，笔者在北京市神经内科会诊中心工作过一段时间，当时主要是负责会诊病人的病例整理。在那 6 个月的时间里，有幸接触了一批神经内科学界大师级的专家。坐在他们身边参加会诊，聆听他们高屋建瓴地对病例分析，观看他们熟练潇洒地查体，真是一种享受。有的时候，老专家的一句话、一个动作，甚至一个眼神，都能让人久久不能忘怀。在神经内科有这样一些疾病，医生能够清楚地看到它们的存在，但不能确定它们的性质，是肿瘤还是炎症？是手术治疗还是药物治疗？很多患者和家属，拿着厚厚的病例和片子，千里迢迢，就是为了得到专家一个建议。几乎每一个患者在进入手术室之前都曾经犹豫过，恐惧过，尽管现有的技术与设备都有了很大的进步，在手术室大门一开一关之间，还是蕴含了太多的风险。其实和他们一样，有些时候医生的治疗抉择也是在手术室门口徘徊，每到此时，让人想起朱克教授的一句话："如果没有足够的证据，给患者一个避免手术的机会。"

病例 2

【主　诉】男性，25 岁，右颞侧视野缺损 60 天

【现病史】

患者男性，25 岁，60 天前无明确诱因出现右颞侧视野缺损，无头痛、头晕，无恶心、呕吐，无视物模糊，无肢体运动障碍，无二便障碍。外院磁共振提示：左侧颞叶片状异常信号，病灶为长 T1、长 T2 信号，病灶周围有明显水肿区，占位效应不明显，呈不规则强化，考虑颅内占位性病变，胶质瘤可能性大。遂行左侧额颞开颅术，病理诊断提示：肿块样脱髓鞘病变。术后出现言语不清，右侧肢体无力，右手不能持物，不能站立。之后转入神经内科予以激素冲击治疗。病情一度好转，右侧肢体近端肌力恢复至 4 级，远端 0 级。1 个月后无明确诱因病情加重，右侧肢体肌力下降至术后水平，复查头 MR 提示病灶较前扩大，遂来我院就诊，以中枢神经系统炎性假瘤收入院。

【既往史、个人史及家族史】

无特殊。

【神经系统专科查体】

精神智能状态：意识清楚，混合性失语，反应迟钝，认知功能减退，记忆力、定向力、判断力均有下降，情感表现正常，查体不配合。

脑神经：

Ⅰ：未查。

Ⅱ：双眼视力、视野粗测检查不配合，眼底检查可见双侧视盘（视神经乳头）苍白，边界清，无水肿。

Ⅲ、Ⅳ、Ⅵ：上眼睑无下垂，眼球无外凸及内陷，双侧瞳孔等大等圆，直径为 3mm，直接、间接对光反射灵敏，眼动充分，未引出眼震。

Ⅴ：双侧面部感觉检查不配合，双侧角膜反射灵敏，下颌反射未引出。

Ⅶ：右侧鼻唇沟变浅，口角向左侧偏斜。

Ⅷ：双耳听力检查不配合。

Ⅸ、Ⅹ：悬雍垂居中，双侧软腭抬举力正常对称，咽反射存在。

Ⅺ：转颈、耸肩对称有力。

Ⅻ：伸舌居中，无舌肌萎缩、纤颤。

运动系统：右侧肢体肌力近端 4 级，远端 0 级，肌张力高。右手骨间肌、大鱼际、右下肢肌萎缩。共济运动：共济运动检查不配合。

步态：卧床。

反射：左侧腱反射正常，右侧腱反射亢进，右侧持续髌阵挛及踝阵挛。右侧 Babinski 征阳性。

感觉系统：检查不配合。

脑膜刺激征：阴性。

【辅助检查】

1. 术前头颅磁共振平扫加增强扫描（见图 2-1）：

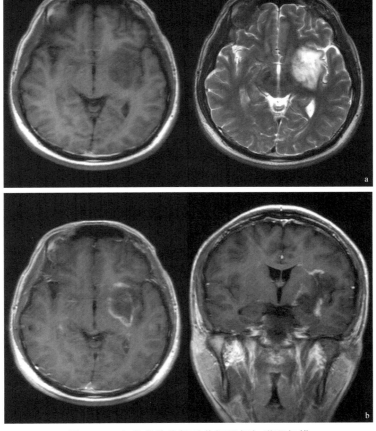

图 2-1 患者术前头颅磁共振平扫加增强扫描

a. 左侧基底节区、左侧颞叶片状长 T1、长 T2 信号，周围有水肿，占位效应不明显。

b. 左侧基底节区、左侧颞叶不规则形环形强化，周围有水肿，占位效应不明显。

2. 术后头颅 CT 扫描（图 2 - 2）。

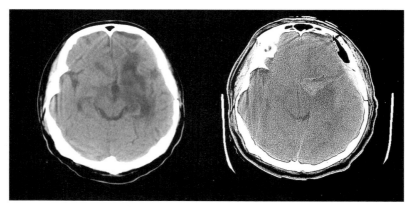

图 2 - 2　患者术后头颅 CT 左侧颞叶及底节区术后改变

3. 术后 1 周头颅磁共振扫描，如图 2 - 3 所示。

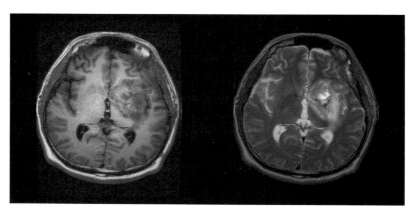

图 2 - 3　术后 1 周头颅磁共振

左侧基底节区、左侧颞叶见不规则形长 T1、长 T2 信号，其内见等、短 T2 信号，周围有水肿，占位效应不明显。

4. 术后 1 个月头颅磁共振扫描，如图 2 - 4 所示。

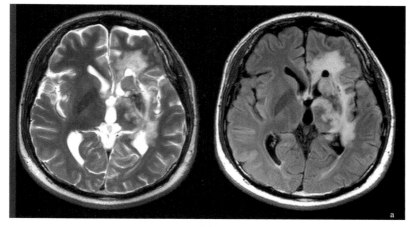

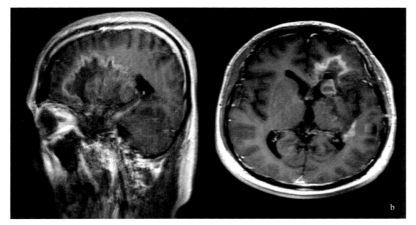

图 2 - 4　术后 1 个月头颅磁共振

a. 左侧额叶、颞叶及左侧基底节区、左侧丘脑不规则形长 T2 信号，周围水肿明显，占位效应不明显。

b. 左侧额叶、左侧基底节区见环形及不规则形强化，周围水肿明显。

5. 病理切片， 如图 2 - 5、图 2 - 6、图 2 - 7、图 2 - 8 所示。

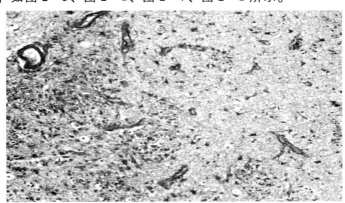

图 2 - 5　病理切片示：脑组织疏松水肿，泡沫状巨噬细胞浸润，反应性胶质细胞增生，原浆性变，血管周围淋巴细胞、浆细胞袖套样分布（HE 染色×400 倍）

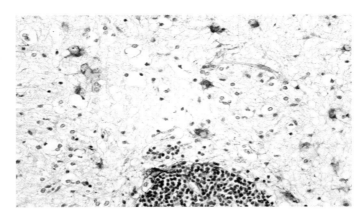

图 2 - 6　髓鞘碱性蛋白（MBP）染色显示局灶（图片左侧）髓鞘缺失（免疫组织化学染色×200 倍）

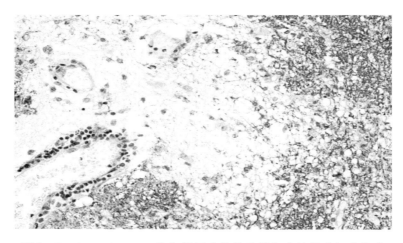

图 2-7　Luxol fast blue 染色显示蓝染的髓鞘部分被巨噬细胞吞噬
（组织化学染色×100 倍）

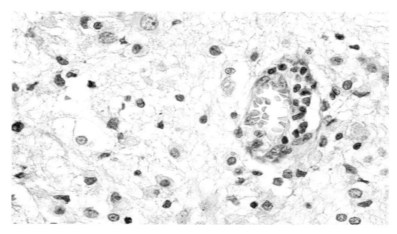

图 2-8　胶质纤维酸性蛋白（GFAP）染色显示反应性的星形细胞
（免疫组织化学染色×200 倍）

【诊疗经过】

神经内科医生能够给予患者病理学诊断的机会不多，这位患者曾于外院行颅内病变切除术，术后病理提示中枢神经系统炎性假瘤。出于谨慎的目的，我们邀请了天坛医院和宣武医院的神经病理学专家再次阅读了患者的病理切片，一致同意外院的诊断。

诊断明确，我们为患者设计了大剂量激素冲击治疗方案。具体方法是：

甲泼尼龙 1000mg 静脉滴注 每日 1 次，共 5 天；

甲泼尼龙 500mg 静脉滴注 每日 1 次，共 3 天；

甲泼尼龙 250mg 静脉滴注 每日 1 次，共 3 天；

甲泼尼龙 120mg 静脉滴注 每日 1 次，共 3 天；

之后换用甲泼尼龙 60mg 口服，每日 1 次，每周递减 12mg，共 5 周减至停药。

经激素治疗，患者症状有所改善。出院时，右侧上肢肌力恢复至 4 级，右下肢肌力恢复至 3 级。

【讨论】

中枢神经系统炎性假瘤（inflammatory pseudotumour）也可叫做中枢神经系统瘤样脱髓鞘病，它是一种以结缔组织增生、炎性细胞浸润为特点的软组织病变。它往往给神经内科和神经外科医生带来困惑，简单地说，炎性假瘤的病理改变属于炎性病变，而在影像学表现上，又具备占位性病变的特征，在得到病理结果之前，难以依据无创性检查得到明确诊断。

炎性假瘤病灶浸润的炎性细胞多为成熟的、多克隆来源的浆细胞、淋巴细胞、嗜酸细胞、巨噬细胞等。炎性假瘤可累及大多数器官，如肺、眼眶、肠系膜、大网膜、腹膜后、泌尿生殖系统、上呼吸道等，也可见于中枢神经系统。2002年，世界卫生组织将其归为软组织肿瘤，并重新命名为"炎性成肌细胞瘤"，但是，临床中仍习惯将发生于中枢神经系统的这种病变称为"炎性假瘤"或者"浆细胞肉芽肿"。中枢神经系统的炎性假瘤的病例非常罕见，国内外文献大数为个案报道，1980年West报道了首例颅内炎性假瘤，因此，关于其诊断、治疗及预后情况我们仍所知其少。

炎性假瘤好发于男性，平均发病年龄在25~30岁。目前，关于此病的发病机制尚不清楚。有人认为是细菌感染引起的，其依据是15%~30%的患者有全身感染的证据，使用抗生素可以缓解病情，并且已经在损害部位的组织中发现柯克斯属Burniti菌和假单胞菌Psittici菌；另有人认为此病和人体的免疫功能障碍有关，因为有的患者合并高丙种球蛋白血症或高胱氨酸尿症；还有人认为是和EB病毒或疱疹病毒感染有关，但多数患者尚未分离出病毒，可能是病毒滴度太低的缘故。同时中枢神经系统炎性假瘤常见血管损害，如环形纤维化，这种纤维化可减少血流灌注，进一步增加对组织的破坏。Hausler等发现一部分病例在Virchow-Robin间隙存在大量单核细胞聚集，认为可能是由于巨噬细胞与外来抗原结合后启动级联反应，继而导致大量单核细胞浸润。此外，单核细胞本身也可沿着炎性组织的Virchow-Robin间隙进入非炎性组织，导致病灶数量增加。但是真正的发病机制目前未明，可能与白介素6（IL-6）、白介素1（IL-1）相关，IL-6可致成纤维细胞增生，IL-1、IL-6均可致B细胞分化。IL-1、IL-6主要来源于单核细胞和巨噬细胞，这两种细胞是炎性假瘤的主要成分。虽然炎性假瘤被认为是一种良性肿瘤，但是偶尔会有潜在恶变的可能。

1. 病理

炎性假瘤既往也被称为：炎性成肌细胞瘤、结节性淋巴组织增生、脂肪性纤维瘤、纤维性黄瘤、浆细胞肉芽肿等。中枢神经系统炎性假瘤和身体其他部位的炎性假瘤一样，病理表现也是多种多样。病理组织表现为一种瘤样改变的由淋巴细胞、浆细胞、巨噬细胞及泡沫细胞组成的块状组织。好发于肺、眼眶、肠系膜、大网膜、腹膜后、泌尿生殖系统、上呼吸道等，按眼眶的炎性假瘤一般分为：①淋巴细胞浸润型，表现为大量淋巴细胞浸润；②硬化型，表现为大量纤维结缔组织增生，呈同心圆状排列，可见闭锁血管；③混合型，表现为大量淋巴细胞和浆细胞浸润，可见淋巴滤泡及生发中心，周围有纤维母细胞、纤维细胞及胶原细胞增生。发生于中枢神经系统的炎性假瘤罕见，目前关于它的病理还没有一个公认的分型。中枢神经系统炎性假瘤镜下特征是在或多或少的纤维组织或血管基质的背景下，存在大量的浆细胞、淋巴细胞以及一些其他炎性细胞浸润，有时也可以发现不成熟的、双核的浆细胞。重要的是这些细胞是多克隆的，这点和血液肿瘤如淋巴瘤等有明显区别。脱髓鞘疾病常见小血管周围有淋巴细胞为主的炎症浸润，在青年人病灶内出现时更有意义，此改变少见于胶质瘤。同时，炎性假瘤白质病灶内大量密集的巨噬细胞，这是机体清除髓鞘破坏后残屑的反应，此改变从不出现于未治疗的胶质瘤，事实上普通石蜡切片有时很难区分胶质瘤与炎性脱髓鞘疾病，只有进一步做 LFB 髓鞘染色及 CD68 免疫细胞化学检测 CD68 阳性的单核细胞和淋巴细胞进行鉴别。免疫组化方面，根据目前报道的病例，在包括中枢神经系统炎性假瘤在内的大部分炎性假瘤中平滑肌抗体（smooth muscle antibody，SMA）都有阳性表达，而在中枢神经系统炎性假瘤中间变性淋巴瘤激酶（anaplastic lymphoma kinase，ALK）则极少表达，而上皮膜抗原 EMA（epithelial membrane antigen，EMA）、CD21、c‑kit 则不表达，通过这些指标可以与脑膜瘤、浆细胞瘤以及一些其他疾病相鉴别。

2. 好发部位

近期的研究表明本病可以发生于中枢神经系统的任何部位。这些病变往往起源于硬脑膜或软脑膜（60%），表现为脑内脑外肿瘤，伴或不伴脑实质的侵犯，在少数的情况下也存在脑内病变或脑室内病变。个别报道中还有中枢神经系统同时多部位受累，以及颅内颅外同时受累的情况。一般局限于鞍区和鞍旁区、脉络丛、颈段硬膜外间隙、脑膜、脊髓、外周神经，与发生于其他部位的炎性假瘤不同，发生在中枢神经系统的炎性假瘤具有侵袭性，常引起颅骨骨质破坏和神经麻痹。

3. 临床表现

中枢神经系统炎性假瘤临床表现主要取决于肿瘤的大小和部位，表现为头痛、头晕等颅内压增高的症状，以及位于功能区的肿瘤引起的相应肢体功能障碍，亦有癫痫、脑神经麻痹、共济失调等症状。一般来说，炎性假瘤生长缓慢引起周围组织水肿情况较轻，但是，当肿瘤组织侵犯大脑回流静脉时，则可引起明显水肿。

4. 影像学

中枢神经系统脱髓鞘病变的典型 CT 和 MRI 表现，多为脑室旁皮质下白质内多发弥散的异常密度/信号，通常无占位效应。而炎性假瘤 CT 和 MRI 可有肿瘤样占位效应，环形强化水肿，病灶多为单发。

CT：表现为单发圆形或片状影，多呈低密度，少数呈等、低混杂密度或高密度，周围有低密度水肿带，轻至中度占位效应。CT 尚可见骨骼受损，如腐蚀、重塑、硬化、增厚等。由于中枢神经系统炎性假瘤具有侵袭性，亦可导致颅骨骨质破坏，所以在影像学检查上很难与该部位的恶性肿瘤相鉴别。

MRI：表现为局灶性肿物边界不清或较轻，T1 加权像多为均匀长 T1 信号，少为短、长 T1 混杂信号，T2 加权像多为均匀长 T2 信号。增强扫描大多明显强化，急性或亚急性起病的早期病灶多为均匀强化，慢性起病的晚期病灶多呈周边花环状强化，少部分病灶内可见低信号区（囊变）。

多数炎性假瘤环形强化为非闭合性环形增强（半月征），而肿瘤炎症强化较少出现半月征。炎性假瘤的水肿带会随病程的推进而减轻或消失，胶质瘤无此改变。脊髓胶质瘤通常明显强化而且边界较清，但多位于脊髓中央区域且易合并脊髓空洞，而炎性假瘤多位于脊髓周边白质区，邻近无继发空洞。

5. 实验室检查

中枢神经系统炎性假瘤患者如病变区域较大，则出现颅内压增高情况较常见，脑脊液检查蛋白质轻、中度升高，其他检验基本同脱髓鞘。

6. 鉴别诊断

由于中枢神经系统炎性假瘤的发病率低，同时临床症状及影像学无特异性，手术前常被诊断为脑膜瘤或者其他性质的肿瘤，诊断主要通过术后病理最终明确。在临床上，主要需要同脑膜瘤、累及中枢神经系统的浆细胞瘤及淋巴瘤等疾病相鉴别。脑膜瘤与炎性假瘤在影像学上区分非常困难，大多需要通过术后病理加以鉴别。有一种富于淋巴细胞、浆细胞的脑膜瘤，镜检可见细胞丰富，成分多样，与炎性假瘤病理改变极为相似，需要仔细寻找脑膜瘤细胞成分及通过免疫组化染色 EMA（＋）与之相鉴别。中枢神经系统炎性假瘤也可与白细胞增殖性疾病相混淆，如浆细胞瘤病。通过免疫组化分析，浆细胞瘤的浆细胞为单克隆的，而浆细胞肉芽肿的浆细胞是多克隆的，据此可以将二者区分开来。颅内原发性或继发性恶性淋巴瘤是来源于中枢或外周淋巴系统的恶性肿瘤，颅内多为继发，且多为 B 细胞非霍奇金淋巴瘤。免疫组化分析显示 B 或 T 淋巴细胞抗原呈单克隆表达，EMA（＋），与本病有明显差异。

7. 治疗

目前对于有临床症状但不能明确性质的中枢神经系统占位病变以手术治疗为主。中枢神经系统炎性假瘤在术前明确性质较难，往往需要手术后病理明确诊断。强调对病变的完全切除已成为大多数术者的共识。在一些病例中联合使用皮质类固醇及放射治疗，这种术后的治疗是否有效仍然存在争议。但在伴有脑组织水肿严重的病例中，联合使用皮质类固醇有助于水肿消除。Tresser 等复习了 26 例中枢神经系统炎性假瘤病例中，发现术后复发率为12.5％；Hausler 等回顾既往报道的病例后发现，在术后的 2 年中，约有40％的病例复发，并且复发的部位不仅局限于原位，一些病例还出现了颅内其他部位的复发，个别病例出现了颅外病灶。报道同时提出手术切除不彻底和女性患者与远期复发关系较大，治疗效果较差。至今为止，还没有足够的证据证明使用免疫抑制和放射疗法对远期预后有益。Tresser 等和Hausler 等同时指出，中枢神经系统炎性假瘤并非致死性疾病，目前死亡病例都是死于术后的并发症，主张手术全切病变部位，效果较好。此病易复发，甚至有 10 年后复发的病例。

8. 复发和恶性转化

中枢神经系统炎性假瘤的远期复发和恶性转化的问题尚未明了，究竟它是单纯的一种炎性反应，还是一种肿瘤，甚至是一种易复发和恶变的难治肿瘤。目前，越来越多的人将目光的焦点聚集到 ALK 上。ALK 基因位于 2p23，其过量表达是间变性大细胞淋巴瘤的一种典型特征，是由于 2p23 与 5q35 发生基因易位造成的。文献报道 ALK 在中枢神经系统炎性假瘤中表达非常罕见，而在非中枢神经系统炎性假瘤中的表达则相对常见，约 20％。目前报道的散发的过量表达 ALK 的中枢神经系统炎性假瘤病例 1 例是额叶病例，1 例是脊髓病例，随后，两者都出现了多部位的复发，同时表现出与恶性肿瘤相似的侵犯性。相信随着病例的增加和研究的深入，ALK 的过量表达与中枢神经系统炎性假瘤复发及侵袭性的关系将会逐渐清晰。

延伸阅读：

［1］Fletcher CDM，Unni K，Mertens F. Pathology and genetics，tumors of soft tissue and bone. World Health Organization Classification of Tumors. Lyon，France：IARC Press，2002：91 - 93.

［2］Hausler M ，schaade L，Ramaekers VT，et al. Inflammatory pseudotumors of the central nervous system：report of 3 cases and a literature review. Hum Pathol，2003，34：253 - 262.

［3］Tresser N，Rolf C，Cohen M. Plasma cell granulomas of the brain：Pediatric case presentation and review of the literature . Childs Nerv Syst，1996，12：52 - 57.

［4］Han M H，Chi J G，Kim M S，et al. Fibrosing inflammatory pseudotumors involving the skull base：MR and CT manifestations with histopathologic comparison. AJNR Am J Neuroradiol，1996，17（3）：515 - 521.

［5］Watanabe A，Ishii R，Okamura H，et al．Magnetic resonance imaging of non‐specific inflammatory gran-ulation involving the skull base‐two case reports．Neurol Med Chir（Tokyo），1998，38（2）：104‐106.

［6］梁恩和，陈兴河．中枢神经系统浆细胞肉芽肿．国外医学神经病学·神经外科学分册，2002，29：541‐544.

［7］郑宏刚，孙保存，杨玉山，等．富于淋巴浆细胞脑膜瘤临床病理及免疫组化初步研究．诊断神经病理学杂志，2006，13：72‐73.

［8］Lacoste‐Collin L，Roux FX，Gomez‐Brouchet A，et al．Inflammatory myofibroblastic tumor：A spinal case with aggressive clinical course and ALK expression．J Neurosurg，2003，98：218‐221.

［9］Tsutsumi Y，Kanamori H，Kawamura T，et al．Inflammatory pseudotumor of the brain following hematopoietic stem cell transplantation．Bone Marrow Transplant，2005，35（11）：1123‐1124.

［10］Cherukupally SR，Mankarious LA，Faquin W，et al．Pediatric non‐orbital pseudotumor of the head and neck．Int J Pediatr Otorhinolaryngol，2003，67（6）：649‐653.

［11］Friedman HS，Tuori SL，Hatten HJ，et al．Inflammatory lesion mimicking a metastatic ependy-moma．Neurosurgery，1991，29（4）：617‐620.

［12］Suri V，Shukla B，Garg A，et al．Intracranial inflammatory pseudotumor：Report of a rare case．Neuropathology，2008，28（4）：444‐447.

［13］Olivares‐Romero J，Serrano‐Castro P J，Roig J M，et al．Inflammatory pseudotumor：Differenti-al diagnosis of tumors of the 4th ventricle．Rev Neurol，2001，32（1）：63‐67.

［14］李运军，李玲，秦家振，等．炎性脱髓鞘假瘤 1 例．中国微侵袭神经杂志，2009，14（5）：196.

［15］Jiro Akimoto，Nobuyuki Nakajima，Akihiko saida，et al．Monofocal acute inflammatory demyeli-nation manifesting as opening sign‐case report．Neuro Med Chir（Tokyo），2006，46（7）：353‐357.

［16］Cha S，Pierce S，Knopp EA，et al．Dynamic contrast enhanced T2‐weighted MR imaging of tu-mefactive demyelinating lesions．AJNR，2001，22（6）：1109‐1116.

［17］Cañellas AR，Gols AR，Izquierdo JR，et al．Idiopathic inflammatory‐demyelinating diseases of the central nervous system．Neuroradiology，2007，49（5）：393‐409.

病例 3

【主　诉】女性，29 岁，双下肢麻木 6 个月，右肢无力疼痛 2 周

【现病史】

女性，29 岁，入院半年前无明显诱因逐渐出现双下肢麻木，左侧明显，麻木从足部向上发展，并逐渐出现皮肤痛觉过敏，无视物不清，无二便障碍。当地医院就诊考虑周围神经炎，给予 B 族维生素治疗，症状无明显好转。完善颈髓磁共振成像（MRI）显示髓内异常信号：胶质瘤可能性大，感染性病变不除外。给予维生素、激素、抗炎治疗（具体用药及疗程不详），麻木症状稍有好转。半月前患者出现右侧肢体无力、疼痛，右侧肢体无法行走和持物，且疼痛较剧烈，呈抽痛感，遂来我院就诊。

【既往史、个人史及家族史】

无特殊。

【神经系统专科查体】

精神智能状态：意识清楚，言语流利，高级皮质功能检查大致正常，情感表现正常。查体合作。

脑神经：

Ⅰ：未查。

Ⅱ：双眼视力、视野粗测正常，眼底检查可见双侧视盘（视神经乳头）边界清，无水肿。

Ⅲ、Ⅳ、Ⅵ：上睑无下垂，眼球无外凸及内陷，双侧瞳孔等大等圆，直径 3mm，直接间接对光反射灵敏，眼动充分，未引出眼震。

Ⅴ：双侧面部感觉检查正常，双侧角膜反射灵敏，下颌反射未引出。

Ⅶ：双侧鼻唇沟对称。

Ⅷ：双耳听力检查大致正常。

Ⅸ、Ⅹ：悬雍垂居中，双侧软腭抬举力正常对称，咽反射存在。

Ⅺ：转颈、耸肩对称有力。

Ⅻ：伸舌居中，无舌肌萎缩、纤颤。

运动系统：右侧肢体肌力 1 级，左侧肢体肌力 4 级，肌张力正常，指鼻试验及跟膝胫试验不能配合。

步态：卧床。

反射：双侧腱反射亢进，双侧踝阵挛阳性，双侧 Babinski 征阳性。

感觉系统：T1 以下深浅感觉减退。

脑膜刺激征：阴性。

【辅助检查】

颈椎磁共振成像（MRI）显示（图 2-9）颈髓略增粗，延髓下段至 T6 髓内稍长 T1 长 T2 异常信号，增强示 C2～T2 节段髓内异常增强影，增强欠均匀。临床诊断为星形细胞瘤可能性大。完善头磁共振成像（MRI）检查未见明显异常。

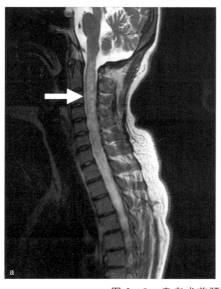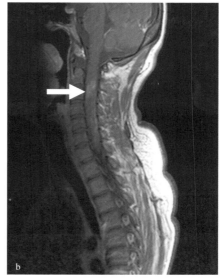

图 2-9　患者术前颈椎磁共振成像（MRI）

a. 矢状位 T2 相示颈髓略增粗，延髓下段至 T6 髓内长 T2 异常信号；b. 增强示 C2～T2 节段髓内异常增强影，增强欠均匀。

【诊疗经过】

患者收入病区后，全麻下行后正中切口 C3～C6 椎板切除病变部分切除术，术中见 C3

～C6 脊髓稍增粗，表面血管紊乱，沿 C3～C4 水平后正中沟切开脊髓，向下 1mm 见病变组织呈灰红色，有相对边界，质软易碎，血运中等，分块切除送病理。

病理组织学及免疫组织化学结果：脊髓标本镜下检查可见大片脱髓鞘坏死，髓鞘组织被破坏，形态不连续（图 2-10），病灶内可见格子细胞（图 2-11），小血管扩张充血及出血，血管周围淋巴细胞及浆细胞浸润，呈套袖状现象（图 2-12）。胶质细胞高度增生，GFAP 染色阳性，CD34 阳性，CD68 阳性（图 2-13），NF 阴性。未见异型细胞。根据上述病理学改变，病理学诊断为脊髓脱髓鞘病变，排除肿瘤。

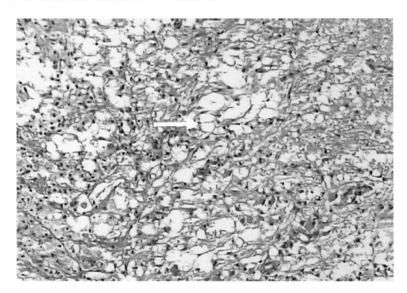

图 2-10　病灶内可见髓鞘结构混杂、断裂不连续（HE 染色×100）

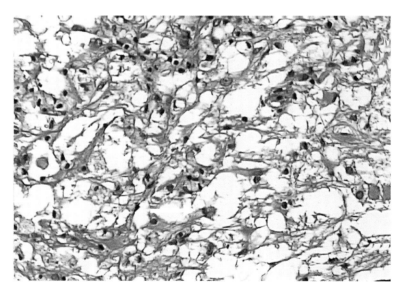

图 2-11　病灶内可见较多胞浆透亮的格子细胞（HE 染色×200）

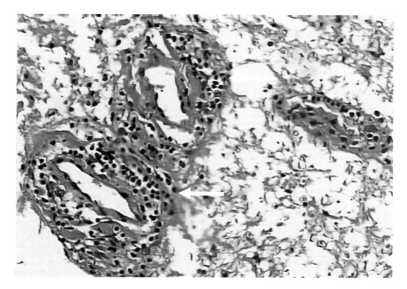

图 2-12　血管周围淋巴细胞及浆细胞浸润，呈套袖状现象，周围髓鞘坏死，结构紊乱、断裂（HE 染色 ×200）

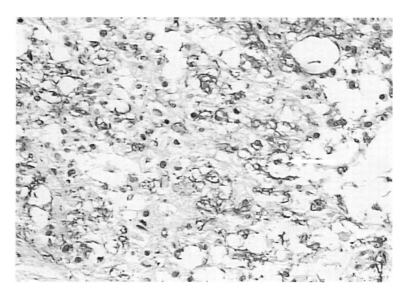

图 2-13　CD68 免疫组化染色可见大量格子细胞（×200）

依据术后病理结果，患者诊断为中枢神经系统炎性脱髓鞘病，遂转入神经内科继续治疗。我们给予患者大剂量激素冲击治疗，剂量和疗程与病例 2 一致，治疗 1 周后，患者四肢无力症状好转，麻木疼痛减轻。复查颈椎磁共振成像（MRI）（图 2-14）病灶较前缩小，脊髓肿胀较前好转。

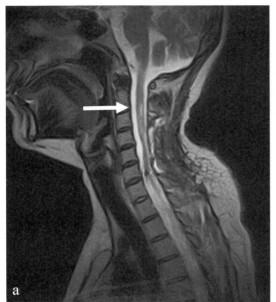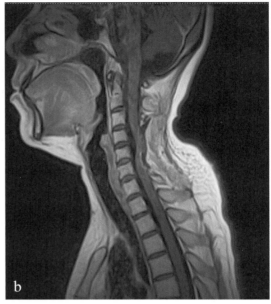

图 2‑14　患者治疗后颈髓磁共振成像 (MRI)

a. 矢状位 T2 相示颈髓肿胀较前缓解，病灶呈斑片状长 T2 信号；b. 增强未见明显强化病灶

出院时查体：神清语利，双上肢肌力 4 级，左下肢肌力 4 级弱，右下肢肌力 3 级，肌张力正常，腱反射对称减弱。T4 以下深浅感觉减低，双侧 Babinski 征阳性。

【讨论】

中枢神经系统炎性脱髓鞘疾病是一组免疫介导的原发或特发于脑和（或）脊髓的炎性脱髓鞘病。临床常见有多发性硬化、视神经脊髓炎、同心圆硬化（Balo 病）、急性播散性脑脊髓炎、瘤样炎性脱髓鞘病等不同临床表型。炎性脱髓鞘疾病多呈急性或亚急性发病，临床表现取决于中枢神经系统受累部位，主要表现为视力下降（单眼或双眼）、复视、共济失调、肢体麻木无力、排尿、排便障碍等。由于以白质受累为主，主要造成神经纤维传导障碍，极少出现灰质或核团受累表现，如癫痫、失语、智能减退等；而在疾病晚期可以伴有情感或认知功能障碍。

单独的脊髓脱髓鞘病变通常比较少见，大多数情况下总是和脊髓多发性硬化联系在一起，尤其在我国多发性硬化以视神经和脊髓受累的频率较高。但是对于多发性硬化初次发病的患者，脊髓脱髓鞘样改变有时易被误诊为脊髓肿瘤，尤其当脊髓磁共振呈像表现为脊髓肿胀、病灶长度超过两个椎体长度时。本例患者为初次发病，临床症状和体征支持脊髓病变，脊髓磁共振呈像显示单一颈髓病灶，病变部位脊髓肿胀，且病灶占据 4～6 个椎体，超过两个椎体。从影像学表现上为不典型脱髓鞘改变，故不难理解临床上诊断为星形细胞瘤而行手术治疗。术中发现病灶部位脊髓增粗，病灶与正常组织有相对边界，血运中等，术后的病理结果显示为脱髓鞘病变。

星形细胞瘤占髓内肿瘤的 40%，大约 60% 的髓内星形细胞瘤发生在颈髓或颈胸交界处，这与脊髓脱髓鞘病变好发部位一致，因此它是脊髓脱髓鞘疾病主要鉴别的脊髓病变，也是颈髓或颈胸髓不典型脱髓鞘病变的主要鉴别疾病。髓内星形细胞瘤在临床上缺乏特异性表现，病程在 2～3 年，如果为恶性则病史很短，瘤内出血坏死可加速病情变化。由于星形细胞瘤边界不规则，在磁共振成像上可见到占位效应，T1相为等或低信号，T2相为高信号，钆增强时经常为轻度、不均匀、片状强化。这些磁共振成像上的变化在不典型脊髓脱髓鞘病变中均能见到，因此磁共振成像并不能作为不典型脊髓脱髓鞘病变和肿瘤的鉴别手段，这一点与国内闵宝权等人认为磁共振成像对脊髓病变的性质不能进行特异性鉴别的观点相一致。

近年来随着影像研究的深入，对这些不同临床诊断实体的影像研究有了较大进展。目前应用于脊髓型多发性硬化影像学诊断的一些新的技术如磁共振弥散成像（DWI）、磁共振波谱成像（MRS）等已取得一定效果，如扩散系数和各向异性的大小可以反映脊髓白质结构破坏的程度，N-乙酰天门冬氨酸（NAA）降低反映神经元的损伤，胆碱水平升高提示髓鞘分解等。对于脊髓功能研究近期也有报道，研究发现对腕关节进行被动的感觉任务，脊髓型多发性硬化患者的脊髓较正常志愿者出现范围广泛和信号增强的激活区域，提示了脊髓的代偿功能或功能重塑。但由于脊髓成像技术存在许多限制，包括脊髓面积较小、磁敏感伪影以及对于呼吸心跳运动、脑脊液波动伪影的敏感性等，通过上述磁共振成像（MRI）新技术对于脊髓脱髓鞘的诊断尚不能应用到临床阶段，且这些技术往往敏感度较高，特异性却较差，而且应用只局限在有条件的大医院中，实际操作可行性较小。

视神经脊髓炎（NMO）是中枢神经系统炎性脱髓鞘病中常见的类型，尤其在我国比较常见，患病男女比率为1∶9，女性比率明显高于男性。且NMO脊髓病灶常＞3个椎体节段，主要位于脊髓中央，可出现坏死。本例患者为青年女性，脊髓病变长度超过3个椎体节段，不能除外视神经脊髓炎的首次发作，但此患者无头部磁共振成像（MRI）异常信号，无视神经受累，但今后是否会发展为NMO需长期随访。血液中的NMO-IgG（水通道蛋白4，AQP4）是NMO的特异性抗体，诊断NMO的敏感度为$50\%\sim91\%$，特异度为$85\%\sim99\%$。Takahashi等认为AQP4抗体滴度与脊髓病变长度有较强的正相关，而在其他一些学者研究中，多元回归分析发现AQP4抗体仅与高的复发率有正相关关系。

病理诊断是鉴别脱髓鞘病变和肿瘤的金标准，本患者行脊髓活检证实为脱髓鞘病变，这在以往国内报道中较为少见。脱髓鞘病灶内可见不同类型细胞浸润，可表现为胶质细胞增生、格子细胞（即细胞质丰富呈泡沫状的吞噬细胞）和血管周围淋巴细胞浸润。HE染色可显示大体的组织结构及细胞特征，初步判断细胞是否具有异型性特点，一些免疫组化染色可进一步显示各种细胞及组织的特性，如GFAP染色有助于区分胶质细胞是否是肿瘤性或反应性增生，肿瘤性胶质细胞GFAP显色较弱，而增生性胶质细胞显色均呈阳性；CD68染色可显示格子细胞，而这些细胞是活动性脱髓鞘病变的特征，但在肿瘤病变中却很少有大量和广泛的分布。另外特异性的轴索和髓鞘染色可以显示髓鞘脱失及轴索保留。

但是值得注意的是在偶尔的情况下恶性胶质瘤或者其他罕见的原发或者继发性肿瘤的边缘会出现一条脱髓鞘带，并且小的活检组织样本中有可能只出现这条脱髓鞘带，这个时候在进行病理诊断时需格外谨慎，应该结合临床病史、术后的脊髓磁共振成像（MRI）复查以及患者对治疗的反应等综合考虑。如果患者没有使用激素的禁忌，对于初步病理诊断为脱髓鞘疾病的患者可试验性使用激素治疗，观察激素的疗效及使用激素后脊髓形态的改变。本文中患者在术后使用了激素治疗，复查脊髓磁共振成像（MRI）显示病灶较前缩小，脊髓肿胀较前明显减轻，增强后病灶强化不明显。当然临床上也有可能出现脊髓肿瘤经激素试验治疗后出现症状缓解但不会维持很长时间，磁共振成像（MRI）所见也不可能出现显著的恢复性变化，反而随时间推移，占位效应更明显甚至阻塞椎管，肿瘤内可出现坏死、液化和囊性变等，临床症状可能恶化。因此试验性激素治疗不失为脊髓不典型脱髓鞘病变诊断和鉴别诊断的方法之一，在没有条件进行脊髓活检或者患者及家属对手术有顾虑时，可考虑使用试验性激素治疗观察病情的发展和病灶的变化。同时激素治疗后定期随诊复查磁共振成像（MRI），多发性硬化诊断指南中提到3个月复查磁共振成像（MRI）发现是否有新增病灶对于诊断多发性硬化有帮助。因此随访和复查磁共振成像（MRI）对于不典型脱髓鞘疾病的最终诊断是不可或缺的。

对于首次发病的脊髓脱髓鞘病变，当磁共振成像（MRI）显示为不典型改变时，可进行试验性激素治疗或者进行脊髓活检以及时准确地进行诊断和鉴别诊断。同时治疗后定期随访、复查脊髓磁共振成像（MRI），完善 AQP4 抗体检测对于脊髓病变的最终诊断和预测复发有一定意义。

一位学长告诉我这样一件事：他曾经同时管理过两个颅内炎性假瘤的患者，都是20多岁的小伙子，症状、体征和影像学检查都很像。不同的是其中一个在外院神经外科进行了病灶切除，术后证实是炎性病变，而另一个经过我们和本院的神经外科以及家属进行了充分的沟通，决定先行一个疗程的抗炎治疗，再决定下一步治疗计划。两个患者经过神经内科的抗炎治疗，没有做手术的那个患者，症状恢复得明显好于术后的患者。讨论手术的必要性并不是提起这件事的目的，我想说的是：面对难以确诊的颅内占位性病变患者，是不是要进手术室，是困扰医生和患者的一个重要问题，每到此时，我就想起朱克教授给我们提出的那几条建议：

（1）对于亚急性或慢性起病，有或无明确诱因，脑或脊髓白质单个病灶，呈片状长 T1、长 T2 信号，周边呈环状或花环状强化的病例，即使有占位效应，也应该怀疑炎性假瘤。

（2）对怀疑为该病的病例，应行腰穿检查，检查脑脊液蛋白质含量、寡克隆带、IgG 指数及合成率。

（3）对于胶质瘤或脱髓鞘病一时难以分清者可以试验性地应用激素治疗一个疗程，观察疗效，复查 MRI，不可急于手术治疗。

（4）对于病程短，有占位效应，病灶呈均匀强化，也可先激素试验治疗。

（5）不能仅以 MRI，报告就决定手术治疗，必要时可行组织活检。

延伸阅读：

［1］Selviaridis P，Zountsas B，Chatzisotiriou A，Zaraboukas T，Gerdemeli A. Demyelinating plaque imitates an intramedullary tumor. Clin Neurol Neurosurg，2007，109（10）：905 - 909.

［2］Braverman DL，Lachmann EA，Tunkel R，et al. Multiple sclerosis presenting as a spinal cord tumor. Arch Phys Med Rehabil，1997，78（11）：1274 - 1276.

［3］梁燕，高元桂，郭行高. 脊髓型多发性硬化与髓内肿瘤的 MRI 鉴别诊断. 中国医学影像学杂志，1998，6（1）：1 - 3.

［4］Miller DC. Surgical pathology of intramedullary spinal cord neoplasms. J Neuro Oncol，2000，47（3）：189 - 194.

［5］Bonek R，Orlicka K，Maciejek Z. Demyelinating lesions in the cervical cord in multiple sclerosis 10 years after onset of the disease. Correlation between MRI parameters and clinical course. Neurol Neurochir Pol，2007，41（3）：229 - 233.

［6］Bot JC，Barkhof F，Polman CH，et al. Spinal cord abnormalities in recently diagnosed MS patients. Neurology，2004，62：226 - 233.

［7］闵宝权，贾建平，楚长彪等，脊髓型多发性硬化的诊断（附22例报告）. 中国神经免疫学和神经

病学杂志，2002，9（3）：168-171．

［8］Clark CA，Werring DJ，Miller DH. Diffusion imaging of the spinal cord in vivo：Estimation of the principal diffusivities and application to multiple sclerosis. Magn Reson Med，2000，43（1）：133-138．

［9］Pike GB，De SN，Narayanan S，et al. Combined magnetization transfer and proton spectroscopic imaging in the assessment of pathologic brain lesions in multiple sclerosis. AJNR，1999，20（5）：829-837．

［10］徐庆中，卢德宏．脑肿瘤病理分类和诊断工作中的新问题．中华病理学杂志，1995，24：326-328．

［11］Houten JK，Cooper PR. Spinal cord astrocytomas：Presentation，management，and outcome. J Neurooncol，2000，47（3）：219-224．

［12］张星虎．多发性硬化的临床诊断．中国现代神经疾病杂志，2012，12（2）：122-126．

［13］刘亚欧，段云云，李坤成．多发性硬化和视神经脊髓炎的MRI比较研究进展．中华放射学杂志，2012，46（11）：1052-1055．

［14］Pelidou SH，Giannopoulos S，Tzavidi S，et al. Multiple sclerosis presented as clinically isolated syndrome：The need for early diagnosis and treatment. Ther Clin Risk Manag，2008，4：627-630．

［15］Thrower BW. Clinically isolated syndromes：Predicting and delaying multiple sclerosis. Neurology，2007，68（24 Suppl 4）：S12-15．

［16］Wingerchuk DM，Hogancamp WF，O'Brien PC，et al. The clinical course of neuromyelitis optica（Devic's syndrome）. Neurology，1999.53：1107-1114．

［17］Jacob A，Matiello M，Wingerchuk DM，et al. Neuromyelitis optica：Changing concepts. J Neuroimmunol，2007，187：126-138．

［18］Wingerchuk DM，Lennon VA，Pittock SJ，et al. Revised diagnostic criteria for neuromyelitis optica. Neurology，2006，66：1485-1489．

［19］Sellner J，Boggild M，Clanet M，et al. EFNS guidelines on diagnosis and management of neuromyelitis optica. Eur J Neurol，2010，17：1019-1032．

［20］刘建国，戚晓昆，熊斌，等．多发性硬化与视神经脊髓炎临床对比研究．中华内科杂志，2010，49：111-114．

［21］戚晓昆．全面掌握中枢神经系统炎性脱髓鞘疾病影像学进展．中华神经科杂志，2011，44（7）：445-447．

［22］Takahashi T，Fujihara K，Nakashima I，et al. Anti-aquaporin-4 antibody is involved in the pathogenesis of NMO：A study on antibody titre. Brain，2007，130：1235-1243．

［23］MatsuokaT，Matsushita T，Kawano Y，et al. Heterogeneity of aquaporin-4 autoimmunity and spinal cord lesions in multiple sclerosis in Japanese. Brain，2007，130：1206-1223．

［24］Nakashima I，Fujihara K，Miyazawa I，et al. Clinical and MRI features of Japanese patients with multiple sclerosis positive for NMO-IgG. J Neural Neurosurg Psychiatry，2006，77：1073-1075．

［25］Kira J. Neuromyelitis optica and asian phenotype of multiple sclerosis. Ann N Y Acad Sei，2008.1142：58-71．

第3章 常染色体显性遗传性脑动脉病伴皮质下梗死和脑白质病

现代医学的发展是如此迅速，几乎每一天，我们所熟知的疾病都会有新的进展。医学影像学、电生理学、分子生物学的进步，不断拓展着我们的视野，我们有了越来越多的手段来诊断疾病。有些时候，这可以说是一种"幸福的烦恼"，证据很多，但有些又彼此矛盾，似是而非。记得一位前辈曾经说过："在病理结果面前，一切都是假象。"细细想来，的确如此，CT、MRI、PETCT、EEG和很多的实验室指标，都会在患者的病程中出现变化，只有病理结果是稳定的，真实可靠的。现在，可能要再加上基因测序。基因和病理，是我们得到最终诊断的两大支柱。作为一个临床医生，面对一个患者，不要满足于已有的证据，匆匆做出诊断，我们有没有想得更多一些？能不能从基因或是病理层面进行诊断？只有我们想得更多，我们的发现才会更多。

病例 4

【主　诉】男性，45岁，左侧偏身无力9年，加重伴肢体僵硬5天

【现病史】

患者男性，45岁，9年前无明显诱因突发左侧上下肢无力，无肢体麻木，无视力下降、视物成双，无言语不清、吞咽困难等；2天后以上症状加重，不能行走及持物，伴有左侧口角歪斜、言语不清及饮水呛咳。当地医院诊断为"脑血管病"，给予抗栓治疗1个月后，症状较前好转，仍遗留左侧肢体无力，此后未行进一步检查，未服用特殊药物。入院5天前无明确诱因出现左侧肢体无力加重，伴有肢体僵硬、左手持物不稳，步态不稳，无意识不清，无言语不清，无视物成双，无肢体抽搐，无二便障碍。

【既往史、个人史及家族史】

偏头痛病史20年，左侧多发，1～2个月发作一次，情绪紧张时多发，服用"去痛片"可缓解。否认高血压、糖尿病、高脂血症病史。

吸烟史10余年，平均10支/天，已戒10年。

父亲50岁患脑梗死，具体不详，母亲体健。

【神经系统专科查体】

精神智能状态：意识清楚，反应稍迟钝，言语流利，定向力、理解力正常，远、近记忆力均减退，查体合作。

脑神经：

Ⅰ：未查。

Ⅱ：双眼视力、视野检查正常，眼底视盘（视神经乳头）边界清楚。

Ⅲ、Ⅳ、Ⅵ：上眼睑无下垂，眼球无外凸及内陷，双侧瞳孔等大等圆，直径3mm，直接间接对光反射灵敏，眼动充分，未引出眼震。

Ⅴ：双侧面部针刺觉对称存在，双侧角膜反射灵敏，下颌反射未引出。

Ⅶ：左侧鼻唇沟变浅。

Ⅷ：双耳听力检查大致正常。

Ⅸ、Ⅹ：悬雍垂居中，双侧软腭抬举力正常对称，咽反射存在。

Ⅺ：转颈、耸肩对称有力。

Ⅻ：伸舌居中，无舌肌萎缩、纤颤。

运动系统：肌肉容积正常，左上肢肌力近端 5⁻ 级，远端 4⁻ 级；下肢近端肌力 4 级，远端 4⁻ 级，肌张力增高，右侧肢体肌力 5 级，肌张力适中。

共济运动：左侧指鼻、轮替试验差，左侧跟膝胫反射不稳。

步态：偏瘫步态。

反射：四肢腱反射对称活跃，双侧病理征阳性。

感觉系统：双侧深浅感觉未见异常。

脑膜刺激征：阴性。

【辅助检查】

头颅 MRI：脑内多发缺血梗死灶及缺血性脱髓鞘改变（累及双侧颞极）；脑萎缩改变；左侧上颌窦炎；MRA：双侧颈内动脉岩骨段形态欠规则，考虑扫描所致伪影；左侧大脑中动脉侧裂段分支起始部局部显示狭窄。未见强化（图 3-1）。

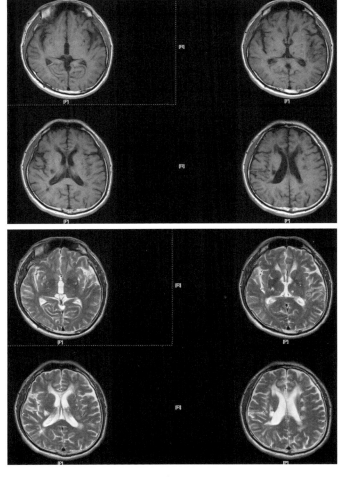

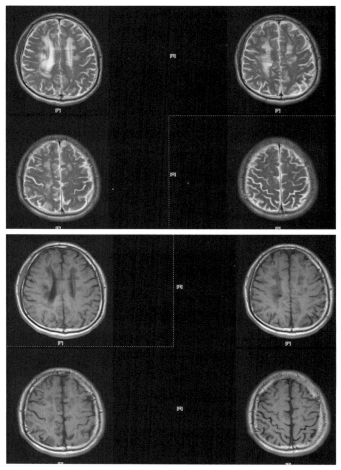

图 3-1 患者脑 MRI 检查

颈椎 MRI 平扫＋增强：颈椎平扫及增强未见异常信号，不除外脑干异常信号。

腰椎 MRI：L3～4、L4～5、L5～S1 椎间盘变性膨出伴局部椎管受压。

化验结果回报：血常规（－），尿常规（－），便常规（－），生化全项、红细胞沉降率、凝血、免疫全套、乙肝五项、ANCA、甲状腺功能、血液系统及类风湿因子等检查大致正常。甲状腺过氧化物酶抗体（19.24 IU/ml）；心磷脂抗体［阴性（－）2.000 IU/ml］

脑脊液化验：常规、生化未见异常；三大染色（－）、IgG 指数及鞘内合成率在正常范围内；脑脊液蛋白质电泳（血液＋脑脊液 两种标本）（正常）。血及脑脊液 TORCH、T-spot TB 试验正常，脑脊液培养（无细菌生长）。

【诊断经过】

青年卒中样起病，偏头痛病史，可能的脑卒中家族史，查体存在认知功能减退，影像学可见多发皮质下腔隙性病灶。看到这几个特征，CADASIL 这个词一下子出现在我们的脑海中。与此同时，我们还应该考虑另外一种可能，那就是多发性硬化。有些时候，青年卒中和多发性硬化确实容易混淆，为此我们进行了脑脊液免疫学检查，未发现明显异常，结合患者影像学检查未见相关强化病灶，且病灶形态、分布与典型的多发性硬化不符，我们把诊断的方向集中在 CADASIL。

1. 诊断标准

依据袁云主任在 2007 年提出的 CADASIL 诊断标准是，包括以下五点：①发病特点：中年起病，常染色体显性遗传，多无高血压、糖尿病、脂蛋白代谢紊乱等血管病危险因素；②临床表现：脑缺血性小卒中发作、认知障碍或情感障碍等表现中的 1 项或多项；③颅脑 MRI：大脑白质对称性高信号病灶，颞极和外囊受累明显，伴有腔隙性脑梗死灶；④病理检查：血管平滑肌细胞表面 GOM 或 Notch3 蛋白免疫组化染色呈现阳性；⑤基因筛查检出 Notch3 基因突变。满足前 3 条加第 4 或第 5 条为确定诊断；只有前 3 条为可疑诊断，只有前 2 条为可能诊断。

本患者具备前三条标准，可以作为"可疑诊断"，但仅止步于此吗？通过与患者沟通，我们决定进一步检查，争取给患者一个最终明确的诊断。

2. 皮肤活检

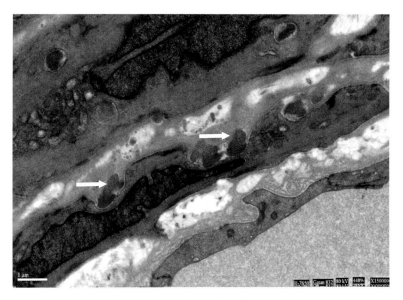

图 3 - 2　皮肤活检电镜所见

透射电镜报告：镜下见标本内有小静脉，血管壁肌层平滑肌细胞基膜凹陷处可见嗜锇样物质积聚（红色箭头所示），多数嗜锇样物质位于远离管腔侧的肌细胞外侧，偶见少量位于近管腔侧基膜，部分嗜锇样物质位于平滑肌细胞胞浆内（图 3 - 2）。

3. 基因测序

患者最终确诊为 CADASIL（图 3 - 3）。

基因名称	位置	核酸位点	氨基酸位点	描述
NOTCH3	Exon4	C421C/T	Arg141Cys	与CADASIL疾病相关 J Stroke Cerebrovasc Dis,2011,Jul 5.
NOTCH3	Exon4	A606G	Ala202Ala	SNP:rs 1043994 Mutat Res, 2012 Apr 1; 732(1-2):3-8.
结论：发现2个异常位点，其中Arg141Cys位点与CADASIL疾病相关，需结合临床症状进行诊断				

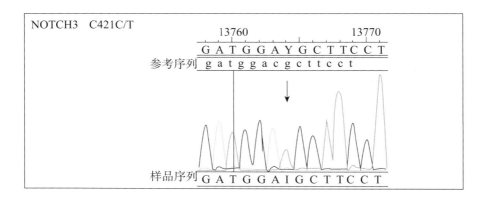

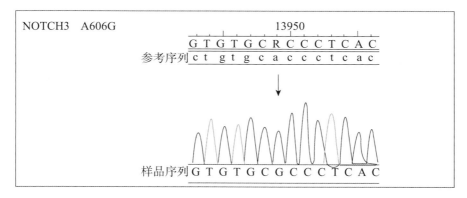

图 3-3 患者基因测序结果

【讨论】

1. 病因

常染色体显性遗传性脑动脉病伴皮质下梗死和脑白质病（cerebral autosomal dominant arteriopathy with subcortical infarcts and leukoencephalopathy，CADASIL）是一种遗传性小动脉病。CADASIL 是近年来通过临床表现、MRI、病理学和遗传学特点逐渐被认知出来。CADASIL 表现为反复发作的缺血性卒中、皮质下痴呆、偏头痛、情感障碍等。是位于 19 号染色体上 Notch3 基因突变所致的遗传性脑小血管疾病。该病最早报告的是欧洲家系。1955 年 van Bogaert 报告了来自比利时家系中的 2 个患者。1993 年一组法国学者提出了 CA-DASIL 这个名称，并发现了病变基因定位于 19 号染色体，并在 1996 年发现 Notch3 基因的各种突变是致病的原因。目前已有美国、亚洲、非洲等各洲几百个家系的报告。

位于 19 号染色体上 Notch3 基因的突变是 CADASIL 的病因。Notch3 基因是一种 2321 -氨基酸蛋白，是只在血管平滑肌细胞表达的跨膜受体。CADASIL 基因的所有突变均导致半胱氨酸残基数量的异常，进而可能改变受体功能，CADASIL 的临床外显率与年龄有关，50 岁时达 100%。基于 MRI 特征的外显率在 35 岁时达 100%。即所有含 Notch3 基因突变的个体，在 50 岁时均会出现临床表现，35 岁时 MRI 均可见相应改变。Notch 家族蛋白是细胞表面的跨膜受体，在相邻细胞间传递信号，Notch 信号通路高度保守，在胚胎生长过程的血管发育方面起重要作用。Notch3 主要在成人动脉平滑肌细胞中表达，对血管平滑肌细胞 (vascular smoothmuscle cells，VSMC) 的稳定起重要作用。Notch3 突变导致 CADASIL，病理上表现为 VSMC 变性及血管的损伤。目前 Notch3 基因中有 150 多种突变与 CADASIL 有关，均集中在 2～24 号外显子，后者编码 EGF 样重复序列。突变导致奇数半胱氨酸残基，破坏二硫键配对，使 Notch3 蛋白在胞外异常聚集。有些突变位于配体结合区域的 EGF 序列中，影响配体结合及之后的信号转导。据统计，高加索人群中 Notch3 第 4 号外显子突变种类最多，且突变率最高，该外显子突变占所有外显子的 55% 以上，其次为 3 和 11 号外显子。Joutel 等报道法国人 70%～80% 的基因突变发生在第 3 和 4 号外显子，以外显子 4 突变最多见。Markus 等报道英国 CADASIL 家族的 Notch3 突变 73% 位于第 4 号外显子，其次分别位于第 3 (8%)，5 和 6 (6%) 号外显子。因此，欧美患者在怀疑 CADASIL 时，可以先做第 3、4 和 11 号外显子的筛查。关于 CADASIL 的基因型与表型的关系，有日本学者报道 Notch3 的 S180C 突变与卒中发病年龄提前及幻觉或错觉症状的出现有关，也有报道提示 Notch3 基因型与疾病预后有关；但基因型与表型之间是否有明确的关联，仍有待对更多种族的患者进行研究。

2. 病理

CADASIL 的主要病理改变特征是全身性小动脉病、多发腔隙性脑梗死和广泛性白质髓鞘脱失。血管改变并不只导致中枢神经系统病变，CADASIL 存在全身多系统的损害。脑部所出现的白质病变和白质疏松症与长期高血压所导致的缺血性改变相似。腔隙性梗死主要出现在中央灰质、皮质下白质和脑桥，部分患者存在微出血改变。广泛性髓鞘脱失以额、顶叶和枕叶最易受累，并且病灶呈对称分布。大脑皮质一般没有明显的病理改变。最明显的血管改变是小血管。组织学检查发现动脉平滑肌细胞之间间歇疏松，血管内皮细胞可正常或肿胀。血管壁增厚并含有一种嗜伊红物质，并沉积在血管中层和血管内弹性膜，与动脉粥样硬化和淀粉血管病变不同。电镜检查可见受累血管中层内颗粒状电子致密嗜锇样物质 (granular electron dense osmiophilie material，GOM) 沉积，围绕在平滑肌细胞周围。GOM 出现在脑内的小动脉，也出现在内脏器官 (脾、肝、肾) 和皮肤、肌肉的小血管壁上，颈动脉和主动脉壁均可出现类似改变。这些血管损害在神经活组织检查中也可出现，尽管其敏感性、特异性及可靠性还未完全明确，但常可证实诊断。

3. 影像学特征

CT 尤其是 MRI 可见皮质下白质内、脑室周围、基底节、脑干出现局灶性、弥漫性、融合性病灶。但 MRI 相对更敏感，更清楚。MRI 的异常与高血压所引起的皮质下缺血改变有相似性。CADASIL 患者 MRI 表现异常约在 30～40 岁出现，MRI 表现常早于症状发生，并随时间呈进行性发展。通过影像学异常与临床表现的相关分析表明：有症状的患者均可发现白质病灶，而部分无症状的家族成员也可出现不同程度的弥漫性白质改变。有学者认为

CADASIL 的 MRI 异常病灶在 35 岁前就可出现。但也有学者提出影像学表现与年龄有一定关系，30～40 岁年龄段，50％有 MRI 或 CT 异常；超过 60 岁，66％有 MRI 异常。其 MRI 通常表现为 T1 像呈低信号，T2 像呈高信号，多位于皮质下、脑室周围，病变似乎不累及弓形纤维，早期可散在、斑片状、大小不一，以后逐渐进展融合成大片状，左右半球多对称，也可一侧较重，但均为双侧受累；深部基底节区可出现多发散在边界清楚的小病灶；脑干病灶多位于髓内较深部位；小脑一般不受累。研究表明，出现在外囊和颞极白质区长 T2 异常高信号是此病的 MRI 特征性改变，其敏感性和特异性分别达到 89％和 86％，可作为此病诊断的一个重要指标，这有助于与其他累及脑白质的血管病变相鉴别。该患者头部 MRI 结果显示左侧颞叶、外囊，右侧底节区及双侧脑室旁、放射冠、半卵圆中心多发异常信号，上述影像学表现是考虑该患者为 CADASIL 的一个重要线索。

4. 临床表现

中年起病，有家族史，男女之间发病率无明显差异。多无高血压和其他血管病危险因素。本病可发生于 4～68（平均 45）岁，发病年龄差异之大是由于是否把有先兆性偏头痛作为首发时间。一般在 20～30 岁出现先兆性偏头痛，40～50 岁出现反复发作的缺血性卒中或 TIA，50～60 岁逐渐出现痴呆，病程 10～30 年。平均死亡年龄为 60～70 岁。

（1）先兆性偏头痛：往往早于缺血性卒中发作约 10 年，平均发病年龄 20～30 岁，见于 30％左右的患者。与性别无关，先兆症状常涉及视觉和感觉系统。也有部分患者表现为偏瘫型偏头痛、基底动脉型偏头痛或只有先兆症状。但偏头痛是欧洲 CADASIL 患者中常见的临床特点之一，而在亚洲患者并不常见。基因检查发现 CADASIL 与家族性偏头痛的基因也不同，CADASIL 发生先兆性偏头痛的机制不清，可能与脑的小动脉功能异常和软脑膜及皮质血管受累有关。由于偏头痛在亚洲 CADASIL 患者中的发生率较低，故不应当把偏头痛当作亚洲 CADASIL 的常见临床表现。但同时需注意的是脑卒中的发生在偏头痛患者有较高的比例，所以个别患者也有出现偏头痛的可能。

（2）脑卒中　CADASIL 的主要临床表现和常见的首发症状，表现为短暂性脑缺血发作和反复发作的腔隙性脑梗死。发作年龄通常为 40～50 岁。80％的患者从短暂性脑缺血发作（TIA）到完全性脑卒中几乎皆为皮质下类型。部位主要在颞叶、顶叶、额叶白质、内囊、外囊、基底节和丘脑等。常以典型的腔隙综合征的形式存在，如纯运动性脑卒中、共济失调性偏瘫、纯感觉性脑卒中、感觉运动性脑卒中。也可有小脑梗死表现，如构音困难、共济失调、表达性言语困难、视野障碍等。随病情的发展出现假性球麻痹的症状。

（3）痴呆　在亚洲常作为第 2 大症状，发病年龄在 50～60 岁，约 30％的患者出现痴呆，痴呆符合血管性痴呆的诊断标准，痴呆常是皮质下型，表现为注意力缺失、情感淡漠、记忆力损害，往往伴有锥体束征、步态困难、小便失禁等症状。可以突然发病，也可表现为逐渐发病，进行性加重或阶梯样进展，大多数 60 岁以上的患者最终导致明显的血管性的皮质下型痴呆或严重的认知功能减退。20％患者有情绪障碍，伴有操作和视空间障碍以及精神异常和焦虑、抑郁现象，也可有自杀行为或自杀倾向。

（4）其他可有癫痫发作、听力减退及学习障碍等　6％～7％的患者出现癫痫。Feuer-hake 等报道了 1 例脑活检确诊 CADASIL 的 50 岁女性患者伴发颅内压增高的可逆性昏迷，在我国饶立等报道了 1 例 60 岁女性以可逆性昏迷和意识模糊为主要临床表现的 CADASIL，其发病机制可能与血脑屏障的功能紊乱及脑血流自动调节能力下降有关。CADASIL 患者也可以出现脑外器官或组织受损害的症状，因为该病的小动脉病变也可以出现在心脏、肾、周围神经、皮肤等脑外器官或组织。文献报道发现部分患者出现心脏受累,表现为早期出现心肌缺血和心肌梗死,发病的时间和脑卒中的时间相似。

我国 CADASIL 患者在临床上以缺血性卒中、痴呆为主要临床表现,影像学改变表现为多发性腔隙性脑梗死和白质疏松。

5. 鉴别诊断

需要和其他具有类似临床和 MRI 改变的遗传性和获得性脑病进行鉴别。

(1)家族性偏头痛 偏头痛在欧洲患者多见,国内、亚洲 CADASIL 患者的偏头痛症状少见,偏头痛出现在疾病的早期。偏头痛患者也可出现一过性偏瘫症状,在偏瘫对侧的大脑半球脑电图检查可出现慢波,但无痴呆表现。部分患者 MRI 检查发现脑深部白质多发性腔隙性梗死,但一般无对称性颞极白质损害。全身外周微小动脉平滑肌细胞无异常改变。

(2)多发性硬化 是一种以中枢神经系统白质脱髓鞘为主要病理特点的自身免疫性疾病。多在成年早期发病,女性多于男性,大多数患者表现为反复发作的神经功能障碍,多次缓解复发。最常累及的部位为脑室周围白质、视神经、脊髓、脑干和小脑,病因及发病机制不明。临床上常把 CADASIL 误诊为多发性硬化,而较少把多发性硬化误为 CADASIL。我国患者多出现视神经和脊髓损害,而在 CADASIL 患者中这些部位的损害非常少见。MRI 表现为中枢神经系统白质内多灶性损害,进展期病灶增强 MRI 阳性,一般不出现双侧颞极白质损害。85%～95%的患者脑脊液出现寡克隆区带阳性。外周血管无异常改变。

(3)中枢神经系统血管炎 一般各个年龄段均可以发病,主要症状包括认知障碍、头痛和癫痫发作,继发性患者多出现脑外血管炎或其他结缔组织病的临床特点,如 Sneddon 综合征出现皮肤网状青支,硬皮病和白塞病出现皮肤和黏膜损害。头颅 MRI 检查可以发现多发性脑缺血性改变伴随强化改变,缺乏双侧颞极白质损害。血管造影发现脑血管串珠样节段性狭窄是诊断此病的标准之一。外周血管平滑肌细胞表面无 GOM。

(4)脑淀粉样血管病 是淀粉样物质沉积在脑内血管导致症状性脑血管功能障碍的一种疾病,也称嗜刚果红性血管病。其临床特点是血管破裂而致反复和多灶的自行性颅内出血。病因不明,临床以脑叶浅层出血为特征,约 30%的患者表现为进行性加重的痴呆,MRI 检查可以发现脑室旁白质损害。脑出血行手术治疗者,可行病理学检查证实诊断,病理检查可显示动脉壁经刚果红染色后在偏振光显微镜下呈黄绿色双折光。脑外血管一般无明显的变化。

(5)常染色体显性遗传的家族性皮质下血管性脑病 为一组原因不清楚的遗传性脑小血管病,其发病年龄、临床表现、MRI 改变与 CADASIL 类似,患者 MRI 显示脑白质大片多发低密度灶,脑干、基底节和脑白质多发性腔隙性梗死。以步态异常、构音障碍、感觉运动缺陷及进行性痴呆为主的临床表现。病理检查可见大脑深穿通动脉的管壁增厚伴随玻璃样变、纤维化和内弹力板断裂,中层平滑肌细胞变性。血管平滑肌细胞表面无 GOM,也无 Notch3 基因突变。

(6)隐性遗传性脑动脉病伴皮质下梗死和白质脑病(Maeda 综合征) 多在 25～30 岁发病,患者发病年龄比 CADASIL 稍早,具有常染色体隐性遗传特点,患者出现进行性智能障碍、锥体束征及假性延髓麻痹。MRI 检查可以发现脑白质多灶性或融合性病灶。病理检查发现严重的动脉硬化,血管内膜纤维增生、中层玻璃样变、内弹力板分裂和肥厚,导致管腔向心性狭窄。血管平滑肌细胞表面无 GOM。

(7)显性遗传性颗粒型正染性脑白质营养不良 该病病情一般发展迅速,出现进行性加重的痉挛性截瘫、延髓麻痹和痴呆，往往还伴随头痛等症状。MRI 显示发现大脑前部为主的多灶性白质损害，并逐渐融合成片。病理改变特点是大脑白质弥漫性脱髓鞘。胶质细胞内出现膜性包裹的指纹体、板层体。眼底动脉无异常。血管平滑肌细胞表面无 GOM。

（8）皮质下动脉硬化脑病　又称 Binswanger 病，多在中、老年人发病。临床特点为反复出现的脑卒中发作、进行性加重的痴呆，头颅 MRI 检查可以发现脑室周围白质弥漫性损害，基底节、丘脑、脑干梗死改变，往往没有双侧颞极的白质损害。外周血管病理检查可以发现高血压小动脉硬化导致的内膜肥厚，在血管平滑肌细胞表面无 GOM。

6. 诊断标准

国内谢淑萍等提出的 CADASIL 的诊断标准是：①有明确家族史，没有动脉硬化的危险因素（高血压、糖尿病、高血脂等）；②中年发病，主要临床表现为进行性加重的脑卒中症状，不同程度的智能减退，部分患者有偏头痛史或家族性偏头痛史；③CT 和（或）MRI 显示广泛多发性脑白质病变及脑梗死灶；④皮肤或脑组织活检证实在没有淀粉样变性和动脉硬化改变的情况下，小动脉呈玻璃样变性，管壁增厚，管腔狭窄。超微结构找到嗜锇颗粒可确诊；⑤有条件应进行基因检查，Notch3 基因 3、4 外显子突变更支持该诊断。

由于亚洲人 CADASIL 的发病率较低、临床表现与欧美人种有差异且无特异性，影像特点未被重视，且确诊手段较复杂（皮肤活检或基因检测），患者在临床上易被误诊为普通偏头痛、脑梗死、脱髓鞘脑病、痴呆或精神异常等。我国 CADASIL 患者的临床表现和Notch3 基因突变特点与欧美患者存在差异，但颅脑影像学改变与欧美患者相类似。目前我国本病检出率可能远低于发病率。因此，加深对该病的认识及提高辅助检查水平均有助于早期诊断，减少漏诊和误诊。

7. 治疗

如同其他许多神经遗传疾病一样，目前 CADASIL 没有根本的治疗方法，因此防治血管疾患的危险因素以延迟或预防脑梗死的发生是重要的策略之一。部分专家建议使用抗血小板药物，如阿司匹林或氯吡格雷等来预防脑梗死的发生；同时严格控制高血压、糖尿病、高血脂等血管疾患的危险因素，但在循证医学上目前尚未有充分证据。文献报道 CADASIL 患者的脑部标本发现胆碱乙酰转移酶（choline acetyltransferase）的活性在额叶以及颞叶都明显地降低，这代表 CADASIL 所造成的痴呆症会使患者脑内乙酰胆碱（acetylcholine）的活性下降。但测试了常用于 AD 的胆碱酯移酶抑制剂（cholinesterase inhibitor）多奈哌齐对 CA-DASIL 患者智力改善的效果，评估后发现实验组与对照组无明显的差别。有效疗法待研究。

诊断的手段多了，我们能不能充分地利用？是浅尝辄止给患者一个模棱两可的诊断，还是力求拿到金标准？这是一个考验我们责任心和治学态度的问题。正如这个患者，从皮肤活检到基因测序，长长的证据链，我们有没有去思考、去寻觅呢？

延伸阅读：

［1］Chabriat H，Tournier - Lasserve E , et al . Autosomal dominant migraine with MRI white - matter abnormalities mapping to the CADASIL locus . Neurology, 1995, 45: 1086 - 1091.

［2］Chabriat H，et al. Clinical spectrum of CADASIL: A study of 7 families . Lancet，1995: 346, 934 - 939.

［3］Desmond DW, Moroney JT, Lynch T, et al. The natural history of CADASIL: A pooled analysis of previously published cases. Stroke, 1999, 30 (6): 1230 - 1233.

［4］Couhhard A，Blank SC，Bushby K，et al. Distribution of cranial MRI abnormalities in patients with symptomatic and subclinical CADASIL. Br J Radiol，2000，73（867）：256－265.

［5］Joutel A，Andreux F，Gaulis S，et al．The ectodomain of the Notch3 receptor accumulates within the cerebrovasculature of CADASIL patients. J Clin Invest，2000，105：597－605.

［6］O'Sullivan M，Jarosz JM，Valk J，et al. MRI hyperintensities of the temporal lobe and external capsule in patients with CADASIL. Neurology，2001，56（5）：628－634.

［7］O'Riordan S，Nor AM，Hutchinson M. CADASIL imitating multiple sclerosis：The importance of MRI markers. Muh Scler，2002，8（5）：430－432.

［8］Wang W，Campos AH，Prince CZ，et al，Coordinate Notch3－hairy－related transcription factor pathway regulation in response to arterial injury. Mediator role of platelet—derived growth factor and ERK. J Biol Chem，2002，277：23165－23171.

［9］Kalaria RN，Viitanen M，Kalimo H，et al．The pathogenesis of CADASIL：an update. J Neurol Sci，2004. 226（1～2）：35－39.

［10］Rafalowska J，Fidzianska A，Dziewulska D，et al. CADASIL or CADASIL? Neuropathology，2004，24（1）：16－20.

［11］Ishiko A，Shimizu A，Nagata E，et al. Cerebral autosomal dominant arteriopathy with subcortical infarcts and leukoencephalopathy（CADASIL）：A hereditary cerebrovascular disease，which can be diagnosed by skin biopsy electron microscopy. Am J Dermatopathol，2005，27（2）：131－134.

［12］Dichgans M，Markus HS，Salloway S，et al. Donepezil in patients with subcortical vascular cognitive impairment：A randomized double－blind trial in CADASIL. Lancet Neurol，2008，7：310－318.

［13］Monet－LeprStre M，Bardot B，Lemaire B，et al. Distinct phenotypic and functional features of CADASIL mutations in the Notch3 ligand binding domain. Brain，2009，132：1601－1612.

［14］袁云.CADASIL 的诊断与鉴别诊断.中国神经精神疾病杂志，2007，33（11）：641－643.

［15］孙一忞，吴志英.CADASIL 患者的临床、影像和 Notch3 基因突变特点及我国研究现状.中国卒中杂志，2012，7（2）：137－139.

第4章　进行性肌阵挛性癫痫

无论在哪一家医院的神经内科门诊，癫痫患者都是很大的一个群体。有的患者被癫痫折磨了几十年，从他们的衣着打扮就可以看出，癫痫已经让他们远离了社会的主流；有的家长带着孩子和厚厚的病历，在门诊排上半天的队，就是为了听听专家的意见，因为他们心里还有希望；有的患者被那些所谓的神医神药折腾得精神恍惚，不知所措。每到此时，我都觉得自己能做得太少，每到此时，我的心中总会想起一个人，那就是协和医院的吴逊教授。吴逊教授将近80岁了，每个周一的下午，老人家都要到天坛医院参加神经内科和神经外科联合进行的癫痫疑难病例会商，多少年了，风雨无阻。面对每一个患者，吴教授都是那样的认真，那样的专注，力求找到治疗癫痫的最佳方案，在他的身上，我总能看到应该属于医生的那种责任感。

是不是痫性发作？是哪一种类型的发作？发作的原因何在？这三个问题是医生接诊每一个癫痫患者时都要面对的，我们应该竭尽所能去找寻答案。

病例 5

【主　诉】男性，16 岁，发作性四肢抽搐 10 个月，认知功能下降 7 个月

【现病史】

患者男性，16 岁，入院前 10 个月熬夜玩电脑游戏过程中出现发作性四肢抽搐，意识丧失、双眼上翻，小便失禁，持续 3min 左右意识恢复，言语及四肢活动如常，对发作过程无记忆。当地医院脑电图检查未见明显异常，未予治疗。7 个月前患者出现明显的学习能力下降，突出表现为不会做简单的数学题，并因此休学。5 个月前开始频繁出现发作性四肢抽搐，2～3 次/周，无明确诱因及规律，其中 1 次伴意识丧失，未行系统诊治。4 个月前出现双上肢肌肉细小震颤，静止时明显。服用苯巴比妥 30 mg，每日三次，症状逐渐加重。四肢肌肉快速、短暂、电击样收缩造成不自主抽动，有时肢体可从床面迅速弹起。同时出现固执、情绪易激动、言语减少，渐出现行走困难，卧床。2 个月前认知功能下降进行性加重，智力、记忆力明显下降，表现为不能回答自己年龄等简单问题、胡言乱语、有时不语。

【既往史、个人史及家族史】

第一胎，足月、顺产。生长发育正常。否认高热惊厥史，否认颅内感染及脑外伤史。6 岁可疑麻疹病史。否认癫痫家族史、类似病史及其他遗传病史。否认家族近亲结婚史。

【神经系统专科查体】

精神智能状态：意识清楚，反应迟钝，言语欠流利，定向力差，理解力差，远、近记忆力均明显减退，不能完成 100－7 等简单计算，情感淡漠，查体欠合作。

脑神经：

Ⅰ：未查。

Ⅱ：双眼视力、视野检查不合作，眼底视盘（视神经乳头）边界清楚。

Ⅲ、Ⅳ、Ⅵ：上眼睑无下垂，眼球无外凸及内陷，双侧瞳孔等大等圆，直径 3mm，直接间接对光反射灵敏，眼动充分，未引出眼震。

Ⅴ：双侧面部针刺觉对称存在，双侧角膜反射灵敏，下颌反射未引出。

Ⅶ：双侧面纹对称，鼻唇沟对称。

Ⅷ：双耳听力检查不合作。

Ⅸ、Ⅹ：悬雍垂居中，双侧软腭抬举力正常对称，咽反射存在。

Ⅺ：转颈、耸肩对称有力。

Ⅻ：伸舌居中，无舌肌萎缩、纤颤。

运动系统：肌肉容积正常，四肢肌肉频繁出现肌阵挛，四肢肌力 5 级，四肢肌张力正常。

共济运动：检查不合作。

步态：检查不合作。

反射：四肢腱反射对称活跃，双侧病理征阴性。

感觉系统：检查不合作。

【辅助检查】

血尿便常规、凝血象正常、生化全套、血乳酸、血丙酮酸等检查均正常。

腰穿压力 160mmH₂O（15.7kPa），脑脊液常规、生化检查正常，寡克隆区带阴性，TORCH 病毒检测阴性。

脑电图检查：全导大量慢波，清醒期未见 α 节律，睡眠期未见睡眠分期变化，全导反复暴发出现棘慢波、多棘慢波，同时以额、颞、枕区为著，反复出现非同步性尖波。

脑电背景活动不正常的基础上，可见单发的棘波、棘慢波综合、多棘波、多棘慢波等（图 4-1）。

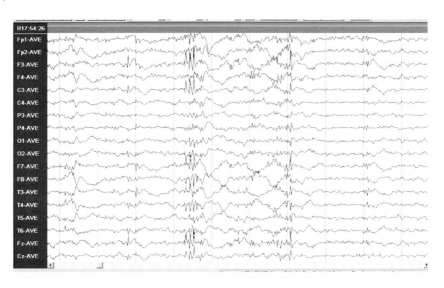

图 4-1 患者脑电图检查结果

【诊断】

患者的发作定性为进行性肌阵挛性癫痫（progressive myoclonus epilepsy，PME）是一组少见的、与遗传代谢异常密切相关的癫痫综合征。它可发生于任何年龄，但是在儿童晚期或青春期起病常见。临床主要表现：癫痫发作，尤其是肌阵挛，也可以出现全面强直-阵挛发作、失神发作、部分性发作等多种癫痫发作形式；进行性神经功能障碍，尤其是共济失调和认知功能下降；可以出现不同程度的局灶性神经功能缺损的体征。下面为以肌阵挛癫痫为主要表现的疾病，及本患者的特点与之一一对照，希望得到进一步的诊断。

PME 主要常见于以下几类疾病：线粒体脑肌病中的肌阵挛性癫痫伴蓬毛样红纤维型（MERRF）、神经元蜡样脂褐质沉积症（neuronal ceroid lipofuscinosis，NCL）、Lafora 病、Unverricht - Lundborg 病（波罗的海肌阵挛）、樱桃红斑-肌阵挛综合征（Sialidoses）等。我们总结了以上几种疾病的临床特点（表 4 - 1）：

表 4 - 1

	MERRF	NCL	Lafora	Unverricht - Lundborg	Sialidoses
起病年龄	多见于 5～15 岁儿童	我国患者以青少年起病多见	儿童期及青春期发病，发病年龄 6～19 岁，高峰年龄 14～16 岁	6～18 岁起病，平均病程 2～10 年	多在 8～15 岁发病
遗传方式	母系遗传	常染色体隐性遗传	常染色体隐性遗传	常染色体隐性遗传	常染色体隐性遗传
病理改变	肌肉活检见到典型的破碎或蓬毛样红纤维	具有黄色自发荧光特性的脂色素沉积在神经细胞和其他细胞内，导致以大脑皮质和视网膜为主的神经细胞脱失。这些沉积物可以在皮肤活检和血淋巴细胞的超微结构检查中发现	大脑、皮肤等不同组织内存在 Lafora 体，主要见于脑、心肌、肝、横纹肌、视网膜、脉络膜、脊神经及皮肤中大小汗腺的上皮细胞、末梢神经束等多种组织，HE 染色包涵体呈淡红色，PAS 染色强阳性	大脑广泛的非特异性变性改变，小脑浦肯野细胞消失，无细胞核内包涵体	肝星形（Kupffer）细胞、肠肌丛神经元和脑神经元内贮积物
临床表现	①骨骼肌不自主阵挛；②强直阵挛性癫痫发作与失神发作；③肌病伴 RRF；④小脑性共济失调；⑤智能减退或痴呆，晚期可出现精神异常。其他系统可出现身材矮小、色素沉积性视网膜病变、心肌病、肾小球病变、周围神经病、四肢可见多发性对称性脂肪瘤	除典型的癫痫发作、进行性认知功能障碍及共济失调外，肌阵挛发作均有明确的光敏感性，尤其在疾病早期比较明显	多以全面强直阵挛发作为首发症状，同时可伴发视觉性发作。继之出现严重的肌阵挛发作，最初肌阵挛发作表现为不频繁、非对称性、动作幅度较小，随着疾病的进展，肌阵挛为对称性、节段性、幅度增大、频率明显增加。同时出现失认、言语障碍、记忆力下降等进行性认知功能障碍以及共济失调。可伴发抑郁、狂躁等精神障碍	首发症状为肌阵挛性抽动，意识清醒时出现自发性动作性肌阵挛，不规则，不同步，对光刺激等敏感，可合并强直-阵挛发作、小脑性共济失调、构音障碍和痴呆等	进行性视力减退，晶体混浊，眼底检查可见樱桃红色斑，小脑性共济失调及周围神经病等。发病后数年内出现肌阵挛、多肌阵挛和意向性肌阵挛

	MERRF	NCL	Lafora	Unverricht – Lundborg	Sialidoses
影像学改变	CT 和 MRI 检查可见弥漫性脑萎缩、白质损害、基底核钙化和低密度灶等改变	MRI 可见①弥漫性脑萎缩；②大脑白质在 T2 相出现信号轻度增高；③皮质变薄；④丘脑在 T2 相低密度	有时见到脑有轻度萎缩，以大脑皮质、苍白球、小脑齿状核附近最为明显	缺乏特异性改变	缺乏特异性改变
电生理改变	EEG 背景活动正常，可见双侧棘慢波和广泛多棘波，弥漫性 δ 波暴发，光刺激敏感	体感听觉和视觉诱发电位异常以及视网膜电位的改变对于诊断具有较高的提示价值，脑电图在低频光刺激时出现多相高压尖波	起病初期脑电图背景活动正常，可见全导暴发出现的棘慢波和多棘慢波，尚可出现以后头部为著的多灶性痫样放电。随病程进展，背景活动逐渐减慢，正常睡眠结构解体，痫样放电呈持续性。有光敏感现象。躯体感觉诱发电位正常或延长，视觉诱发电位潜伏期延长	脑电图异常可先于临床症状，表现双侧同步棘慢波和多棘慢波暴发，进行性散乱的背景节律，光刺激可出现双侧 4～6Hz 暴发性尖波和复性棘波。视觉诱发电位高度异常	EEG 出现弥漫性 10～20Hz 正相尖波，肌阵挛发作时为 10～20Hz 同步放电

再次分析了以上几种可能的诊断，不难发现，他们都是青少年发病、以肌阵挛癫痫为主要临床表现，难以通过常规的影像学及电生理检查相鉴别，而病理诊断却具有很高的特异性，尤其是肌阵挛性癫痫伴蓬毛样红纤维型（MERRF）、神经元腊样脂褐质沉积症（neuronal ceroid lipofuscinosis，NCL）、Lafora 病，均可以通过外周组织活检得到确诊依据。因此，我们选择了最直接的诊断手段——外周组织活检。

病理检查方法：取腋窝皮肤活检，行 PAS 染色（图 4-2）。

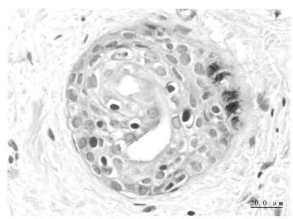

图 4-2　患者皮肤活检 PAS 染色光镜下所见

皮肤活检，PAS 染色可见汗腺细胞胞浆内出现紫红色的 Lafora 小体（光镜，PAS 染色，200×）

通过患者临床表现及病理结果，确诊为 Lafora 病。

【讨论】

进行性肌阵挛癫痫主要见于 5 种疾病：神经元蜡样脂褐质沉积病、唾液酸沉积症 I 型、Unverricht - Lundborg 病、线粒体脑肌病肌阵挛性癫痫伴不整红边纤维型和 Lafora 病。进行性肌阵挛癫痫是一种罕见的癫痫综合征，占所有癫痫患者的 1% 左右。根据 2001 年 ILEA 的癫痫综合征分类，进行性肌阵挛癫痫属于肌阵挛癫痫中的一类，与遗传密切相关。其起病形式不定，早期可表现为其他癫痫发作类型。大多数医生，甚至神经内科的非癫痫专业医生根据其临床表现及常规辅助检查可能很难做出正确诊断。但是患者经多年正规抗癫痫治疗，症状仍进行性加重，出现典型的多灶性、节段性的肌阵挛发作，脑电图提示典型的肌阵挛发作，并且出现进行性加重的神经功能障碍，如认知障碍和共济失调，则 PME 诊断基本可以明确。目前国外对于 PME 的研究较多，且已经深入到分子生物学领域。几种能够引起 PME 的常见疾病的基因突变位点已经明确，故分型诊断可以迅速明确。国内关于 PME 的研究尚少见，同时由于条件所限，大多数患者不能进行分子生物学检查或脑组织活检，因而给 PME 分型带来较大困难。

Lafora 病亦称 Lafora 型进行性肌阵挛癫痫，是一种罕见的癫痫综合征，临床表现是以肌阵挛发作为主的各种痫性发作、认知功能障碍，病理检查可发现特征性的 Lafora 小体。

1. 命名

早在 1911 年，阿尔茨海默教授的学生 Lafora 医生首次报道了一例尸检结果。这是一例青少年起病的肌阵挛癫痫患者，并伴有痴呆，尸检发现其神经节细胞内含有淀粉样小体。后来证实其为一种蛋白质，是一种非水溶性葡聚糖，即通过糖苷键连接的葡聚糖，并命名为 Lafora 小体，该疾病亦被命名为 Lafora 病。

2. 临床表现

Lafora 病是一种常染色体隐性遗传性疾病。通常在儿童期及青春期发病，高峰年龄 12～17 岁，少数患者可在 6 岁起病，逐渐出现越来越严重的顽固性癫痫的表现。大多数患者在发病前无其他表现，部分患者在儿童期可出现独立的高热或非高热惊厥。虽然大多数患者是由于全面强直阵挛发作来就诊的，然而各种形式的发作均可能是其首发症状。根据重要程度依次为：肌阵挛发作、短暂性失明、幻视或光敏感惊厥、不典型失神、失张力、复杂部分性发作。起病后患者很快出现认知功能下降。各种形式的发作逐渐频繁并严重，可能出现各种形式的持续状态。疾病早期还可能出现构音障碍、共济失调，情绪障碍和混乱等，疾病晚期出现全身痉挛。痴呆的各种表现是逐步出现的。随着神经功能的逐渐恶化，患者通常于发病后 10 年内死亡。

肌阵挛和枕叶癫痫是 Lafora 病的重要临床表现。肌阵挛早期可能为不频繁、非对称、动作幅度较小，随着疾病的进展，肌阵挛逐渐表现为频繁的、对称、节段性、幅度较大的，正性或负性的肌阵挛均可发生，在睡眠时消失。它是患者早期需要轮椅的主要原因。枕叶发作可以表现为短暂失明，单纯或复杂的视幻觉，光敏肌阵挛或光敏惊厥发作，或经典的伴有闪光暗点的偏头痛发作。需要注意的是，枕叶发作虽然是 Lafora 病的特征，但是视网膜病变并不是 Lafora 病的特征。

3. 神经生理学检查

脑电图改变可能先于临床症状出现。表现为背景活动变慢，α 节律和睡眠周期紊乱，光敏感常见。随着病情加重，可出现全导爆发出现的棘波、棘慢波和多棘慢波，特别是枕叶发放。体感诱发电位和视觉诱发电位早期可出现高电压，随着时间的推移，可出现潜伏期延长；同样脑干听觉诱发电位也出现潜伏期延长。

4. 病理

尸检可以见到大量神经元缺失，没有脱髓鞘改变及炎症反应。中枢神经系统的所有部位均被不同程度地涉及，包括：大脑、小脑、基底节、小脑核团、丘脑、海马、视网膜、脊髓前角及后角。Lafora 小体是其特征性表现。Lafora 小体主要存在于神经元，大小从 3～40μm 不等，常包含一个致密的核心和一个不太致密的外周，PAS 染色强阳性。大的 Lafora 小体位于神经细胞的核周类似内质网的结构中，而小的 Lafora 小体集中于树突。其他系统中，最常见 Lafora 小体的是肝和肌肉；在皮肤汗腺导管细胞及大汗腺肌上皮细胞也可以发现。在非神经细胞中它的形状是非球面的，Lafora 小体在脑内是没有包膜的，而在肌肉和肝可能是有包膜的。虽然灵敏度不是很高，但是由于皮肤活检的创伤较小，所以对于 6～18 岁的肌阵挛癫痫患者，如果皮肤活检 PAS 染色强阳性，则可以诊断为 Lafora 病。

在电子显微镜下，Lafora 小体是由直径为 50～10nm 的短纤维和 15～30nm 的致密颗粒组成。用酸水解可发现 Lafora 小体是一种葡聚糖，但它与普通葡聚糖不同，它具有更密集的较短的分支，不溶于水。

Lafora 小体与人脑中发现的正常的淀粉样小体在结构和组成上类似。淀粉样小体在老年人的大脑中较为常见，与 Lafora 小体不同，它最多见于星形胶质细胞和胶质神经纤维网的脑室室管膜下区和软脑膜下脑表面。在神经元中，它们只发现于轴突及轴突末梢。Lafora 小体的类似物也发现于糖原累积病Ⅳ型（GSDIV）和成人葡聚糖体病（APBD），但 APBD 的类似物几乎完全在轴突及轴突小丘，而不在胞体。

5. 遗传学和蛋白产物

通常认为有两种基因突变可分别引起该病：EPM2A 或 EPM2B/NHLRC1。大约 48% 的患者是由于 EPM2A 突变，其定位于 6q23 - 25 上，它编码一种被称为 Laforin 的蛋白。此蛋白与浆膜和粗面内质网有关，可能参与了细胞内多聚糖的清除，也可能对细胞膜的兴奋性有直接影响。在体外重组该蛋白能够水解磷酸和磷酸丝氨酸/苏氨酸。大约 40% 的患者是由于 EPM2B 突变，其定位于 6p22 上，它编码一种被称为 Malin 的蛋白。该蛋白被证明在体内及体外均能发挥 E3 泛素连接酶的作用。Malin 蛋白可以促进 Laforin 蛋白的降解，也可以调节糖原的合成。另外 12% 的患者可能是由于非编码区突变，这可能是由于 EPM2A 或 EPM2B 的拷贝数目变异的结果，或可能是另一个尚不明确的基因突变结果。

1995 年，Serratosa 等用连锁分析和纯合子定位方法将 Lafora 病基因（EPM2A）定位在 6q23 - q25 上。EPM2A 编码一种被称为 Laforin 的蛋白，此异常基因编码一种蛋白——酪氨酸磷酸化酶，该酶与浆膜和粗面内质网有关，可能参与了细胞内多聚糖的清除，也可能对膜的兴奋性有直接影响。研究显示 58% 的 LMora 病例与该位点突变有关，而 35% 的病例与位于 6p22 的 EPM2B 位点突变相关。EPM2B 编码一种被称为 Malin 的蛋白，这是一种遍在蛋白连接酶。上述两种不同突变位点基因型的临床表现上存在明显差异。Malin 型患者较 Laforin 型患者临床病程进展较为缓慢，存活时间长。Malin 型患者从发病到需要呼吸机辅助呼吸的时间为 20 年，而 Laforin 型为 6.5 年。Malin 型患者一般于 26～32 岁丧失生活自理能力，而 Laforin 型在该年龄段已去世。造成这一现象的原因可能为 Laforin 受多因素调节，而 Malin 为其中因素之一。Malin 作用于细胞死亡级联的机制中 Laforin 的上游，因此 Lafora 小体和细胞死亡过程较慢，从而临床进展较慢。尚有部分患者未检测出 EPM2A 或

41

EPM2B 突变，从而认为可能存在其他突变位点，尚需进一步研究。

6. 治疗

目前无有效针对病因的治疗，主要是诊断肌阵挛等癫痫发作的对症治疗。抗癫痫药物丙戊酸、苯巴比妥、左乙拉西坦、吡拉西坦单药或联合治疗有一定效果。同时应避免使用可加重肌阵挛发作的药物，如卡马西平、苯妥英、加巴喷丁、拉莫三嗪、普瑞巴林、噻加宾等。

患者确诊了，但我们却不能拿出一个有效的、针对病因的治疗，神经内科许多疾病就是这样，确诊之后，紧接着是一声叹息。尽管如此，我们仍然必须为最终的确诊尽自己全部努力。

作为一个神经内科医生，我们在诊断疾病的过程中，往往仰仗于各种实验室检查、影像学及电生理手段，有些时候，我们也需要一把手术刀，因为确诊疾病的密码，可能就藏在皮肤或者肌肉的细胞里，它在显微镜下等着我们。

延伸阅读：

［1］李志梅，丁成赟，张在强．Lafora 病的临床神经电生理及病理学检查．癫痫与神经电生理杂志，2010，4：248－250．

［2］刘爱华，王玉平，李丽萍．进行性肌阵挛癫痫临床研究（附 12 例报告）．中国神经精神疾病杂志，2008，34：594－595．

［3］Delgado - Escueta AV. Advances in Lafora progressive myoclonus epilepsy. Curt Neurol Neurosci Rep，2007，7：428－433．

［4］王琰，邵晓秋，丁成赟，张在强．进行性肌阵挛癫痫的临床表现与病理．中国康复理论与实践杂志，2010，8：768－770．

［5］Julie Turnbull，Jean - Marie Girard，Hannes Lohi，et al．Early - onset Lafora body disease．Brain，2012，135：2684 － 2698．

［6］Bassuk AG，Wallace RH，Buhr A，et al．A homozygous mutation in human PRICKLE1 causes an autosomal - recessive progressive myoclonus epilepsy - ataxia syndrome．Am J Hum Genet，2008，83：572－581．

［7］Canafoglia L，Franceschetti S，Uziel G，et al．Characterization of severe action myoclonus in Sialidoses．Epilepsy Res，2011，94：86 － 93．

［8］Sengupta S，Badhwar I，Upadhyay M，Singh S，Ganesh S．Malin and laforin are essential components of a protein complex that protects cells from thermal stress．J Cell Sci，2011，124：2277－2286．

［9］Tagliabracci VS，Heiss C，Karthik C，et al．Phosphate incorporation during glycogen synthesis and Lafora disease．Cell Metab，2011，13：274－282．

［10］Turnbull J，Wang P，Girard JM，et al．Draginov AG，et al．Glycogen hyperphosphorylation underlies Lafora body formation．Ann Neurol，2010，68：925－933．

第5章 肾上腺脑白质营养不良，致死性家族性失眠症

刚刚开始做神经内科医生的时候，觉得作为神经内科医生很了不起，似乎什么病都能解决。慢慢地，发现真正能够确诊、能够治愈的疾病是如此有限。有些时候，经过治疗，患者有了好转，依然难以给出一个确切的诊断。另外一些疾病，一旦确诊，也就意味着终结了治愈的希望，神经系统遗传性疾病就是这样。有文献统计，在人类所有遗传性疾病当中，涉及神经系统的占60%，依据遗传物质改变的不同部位，可以分为单基因病、多基因病、线粒体病和染色体病，如果有了明确的思路，诊断应该不是问题，但确诊之后呢？除了对症治疗、遗传咨询，医生还能做些什么呢？

曾经有一本书，名字叫做《上帝的笔误》，讲的是发生在精神病院的故事，作者把精神病患者称作上帝的笔误。我想，遗传病也可以称作是上帝的另一种笔误吧，在长长的基因链中，一个小小的错误，就可以导致一个人、一个家族漫长的不幸。不幸的家庭各有各的不幸，我们要做的，就是要把这种不幸一点一点暴露出来，解释清楚，有些时候还要展示给世人，这是不是太残酷了呢？

病例 6

【主　诉】男性，37岁，进行性认知功能减退1年，发作性意识障碍3个月

【现病史】

患者男性，37岁，农民，近1年来逐渐由原来工作努力、积极向上、脾气随和转变为与人沟通减少、工作态度消极，周围环境很难再引起其兴趣，反应迟钝，嗜睡，常因小事斤斤计较，无明确言语不清及肢体运动障碍，无二便障碍；近半年来性格变化较大，与家人说话增多，但多为重复性语言且缺乏逻辑，变得喜好唱儿歌、容易兴奋与激动，对家人过度关心，孩子写作业半小时内反复看10余次，妻子上班时多次打电话询问何时下班。常与孩子玩与年龄不相仿的游戏。尚能正常工作；此后，患者逐渐出现好忘事，不能按时完成工作。家人发现其生活规律改变较大，饭量减少，睡眠时间增加且睡眠深沉、不易被唤醒。频繁出现怕冷、全身大汗以及性功能障碍；3个月前，患者在工作时突然出现呼之不应、口吐白沫，四肢抽搐。持续约20 min后自行恢复，经抗癫痫治疗未再发作。

【既往史、个人史及家族史】

14岁时出现消瘦、全身皮肤发黑症状。于北京儿童医院检查发现血钠及血清皮质醇（COR）水平低下、促肾上腺皮质激素（ACTH）水平异常增高。诊断为原发性肾上腺皮质功能减退（Addison病）。长期服用醋酸泼尼松片替代治疗。家族史：其母亲45岁时发现高血压（最高170/100 mmHg）。生前有运动障碍及反应迟钝，但因家庭经济原因始终未就诊，49岁因脑出血死亡；其母共7次妊娠，其中3次为自然流产，育有1女3子（图5-1）；其姐身体健康，大弟弟2岁时全身皮肤发黑，并出现萎靡、消瘦，4岁时于山东省人民医院儿

科检查发现肾上腺皮质功能低下，诊断 Addison 病。此后有多次癫痫发作并逐渐出现生活不能自理。9 岁死于肾上腺皮质功能衰竭，二弟出生后即发现发育迟滞、智力差，也于 2 岁左右出现全身皮肤发黑及畏寒、食欲缺乏、重度消瘦症状，1986 年于青岛市第二人民医院确诊为 Addison 病，生前有多次癫痫发作，15 岁因肾上腺皮质功能衰竭于当地医院死亡。

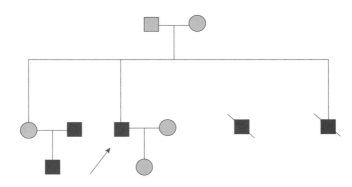

图 5-1　家族遗传谱系图（箭头所指为先发病者）

【神经系统专科查体】

精神智能状态：神志清楚，语言流利，有赘语，合作差，欣快、激越、反应慢、强笑，瞬时记忆、近记忆力、计算力减退，定向力及理解判断力可，蒙特利尔认知评估量表（MoCA）18 分。

脑神经：

Ⅰ：未查。

Ⅱ：双眼视力、视野检查不合作，眼底视盘（视神经乳头）边界清楚。

Ⅲ、Ⅳ、Ⅵ：上眼睑无下垂，眼球无外凸及内陷，双侧瞳孔等大等圆，直径 3mm，直接间接对光反射灵敏，眼动充分，未引出眼震。

Ⅴ：双侧面部针刺觉对称存在，双侧角膜反射灵敏，下颌反射未引出。

Ⅶ：双侧面纹对称，鼻唇沟对称。

Ⅷ：双侧听力粗测正常，Weber 试验居中，Rinne 试验双侧气导＞骨导。

Ⅸ、Ⅹ：悬雍垂居中，双侧软腭抬举力正常对称，咽反射存在。

Ⅺ：转颈、耸肩对称有力。

Ⅻ：伸舌居中，无舌肌萎缩、纤颤。

运动系统：肌肉容积正常，四肢肌肉频繁出现肌阵挛，四肢肌力 5 级，四肢肌张力正常。

共济运动：正常。

步态：正常。

反射：四肢腱反射对称活跃，双侧 Babinski 征（＋）。

感觉系统：检查不合作。

脑膜刺激征：阴性。

其他：未见显著的皮肤颜色改变；内科系统查体未见异常。

【辅助检查】

血尿便常规、红细胞沉降率、凝血项、生化全套、传染病筛查、血浆同型半胱氨酸均正常；免疫学筛查：抗链球菌O、类风湿因子、免疫全套、抗中性粒细胞胞浆抗体，抗心磷脂抗体等均正常；糖尿病筛查：糖耐量试验、C肽及胰岛素释放试验、糖化血红蛋白均正常；甲状腺激素水平及抗体筛查正常；垂体、性腺筛查：黄体生成素（LH）8.45IU/L，偏高；孕酮（P4）＜0.20μg/L，偏低；晨起（8Am）的血清皮质酮（COR）＜10μg/L，偏低，ACTH 0.820μg/L，明显升高，考虑为原发性肾上腺皮质功能减退；长链脂肪酸检测：二十二烷酸（C22：0）、二十四烷酸（C24：0）正常，二十六烷酸（C26：0），C24/C22，C26/C22显著增高；血液代谢物筛查提示继发性蛋氨酸、精氨酸、瓜氨酸等氨基酸水平与游离肉碱水平降低；以上检查结果支持极长链脂肪酸代谢异常诊断（表5-1）。患者因自身经济原因，拒绝行基因学筛查。汉密尔顿焦虑量表4分，汉密尔顿抑郁量表5分；肝、胆、胰、脾、双肾及肾上腺、腹部超声未见明显异常；肌电图示双下肢周围神经源性损害，H反射、交感皮肤反应、R-R间期变化率均正常；视觉诱发电位示双侧视觉传导通路障碍；脑干听觉诱发电位示脑干段听觉传导通路障碍。体感诱发电位上肢基本正常，体感诱发电位下肢示T12以上至双顶皮质深感觉传导通路障碍，P300波形分化尚可，潜伏期正常。上下肢运动诱发电位未见异常；影像学检查：头颅CT＋灌注示：CT平扫双侧额颞顶叶脑白质异常低密度影；CT灌注未见明显异常。MRI成像：①病初（图5-2）：双侧额叶白质内对称性长T1、T2信号。额枕叶基本正常；②病情进展后复查（图5-3、图5-4、图5-5）：双侧额颞岛叶白质、中脑前部、中线居中，双侧额颞脑沟裂变窄。磁共振成像波谱：病变区域胆碱（Cho）/肌酐（Cr）明显增高，乙酰天门冬氨酸（NAA）略降低，可见异常增高的乳酸峰。磁共振血管造影各大血管形态走行正常。

表5-1 极长链脂肪酸检测结果（μmol/L）

检测项目	检测结果（μmol/L）	参考值（μmol/L）
二十二烷酸（C22：0）	13.28	26.0～82.0
芥酸（C22：1）	0.30	1.0～8.0
二十四烷酸（C24：0）	22.48	19.0～55.0
二十六烷酸（C26：0）	1.69	0.3～0.7
C24/C22	1.69	＜0.94
C26/C22	0.127	＜0.018

　　患者进行了首次MRI检查（图5-2），病情进展后第二次MRI检查（图5-3）、（图5-4）、（图5-5）。

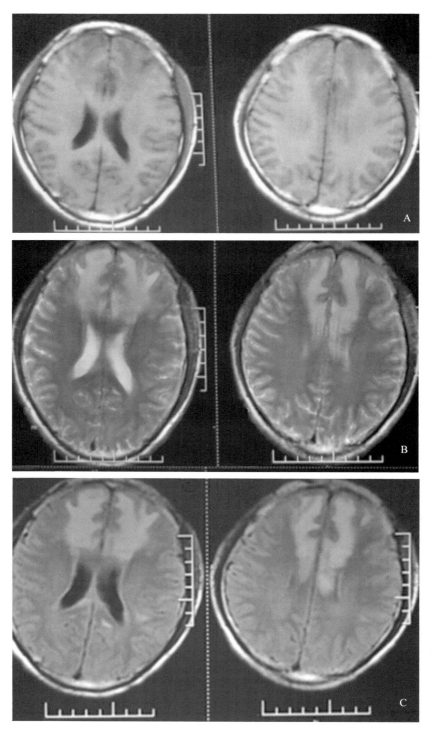

图 5-2 首次 MRI 检查　双侧额叶对称性异常信号，颞枕叶正常
A：T1WI 病灶呈低信号，从周边至中心区信号逐渐减低；B：T2WI 病灶呈高信号，范围较 T1WI 略大，从周边至中心区信号逐渐增高；C：T2WI/FLAIR 病灶呈高信号，范围与 T2WI 病灶相同。

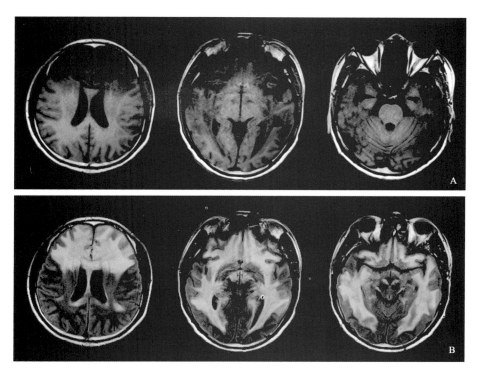

图 5 - 3 病情进展后第二次 MRI 检查

A：T1WI 病灶呈低信号，病变逐渐由额叶白质逐渐扩展至颞岛叶白质、中脑前部、双侧尾状核头及外囊、胼胝体膝部及体前部；B：T2WI/FLAIR 病灶呈高信号，病变逐渐由额叶白质逐渐扩展至颞岛叶白质、中脑前部、双侧尾状核头及外囊、胼胝体膝部及体前部，范围较 T1WI 明显扩大。

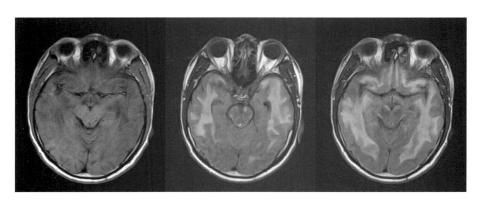

图 5 - 4 第二次 MRI 检查

脑干前外方皮质脊髓束走行区对称性条索形 T1WI 低信号、T2WI/FLAIR 高信号。

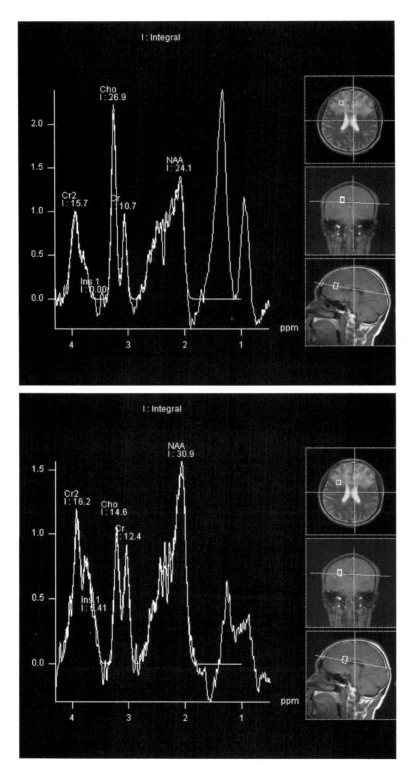

图 5 - 5　第二次 MRS 检查

MRS 显示从脑白质病变周边至中心区乙酰天门冬氨酸（NAA）水平逐渐下降，胆碱（Choline，Cho）和肌酐（Creatine，Cr）逐渐增加，病变内部 NAA/Cr 值和 NAA/Ch 值下降，Cho/Cr 值升高，Lac 波峰异常增高。

最后临床诊断：成人型肾上腺脑白质营养不良症。

【讨论】

肾上腺脑白质营养不良（X-linked adrenoleukodystrophy，X-ALD）是一种罕见的 X 连锁隐性遗传性疾病，又称艾迪生弥漫性脑硬化症、性连锁遗传 Schilder 病等。目前认为是一种最常见的过氧化物酶缺陷所引起的遗传代谢性疾病，以进行性精神运动障碍、视力听力下降或肢体功能障碍等为主要表现。其基本特征是脑白质进行性脱髓鞘、肾上腺皮质功能低下和组织中饱和极长链脂肪酸的病理性堆积，经典影像学改变表现为双侧枕叶侧脑室后角周围的白质内出现对称性长 T1、长 T2 信号，呈蝶翼状，从后向前发展，逐渐累及顶叶、颞叶和额叶，但以额叶为首发部位并由前向后进展的肾上腺脑白质营养不良症，经相关文献检索，中国大陆地区尚未有类似病例，而欧美地区亦罕有报道。

X-连锁肾上腺脑白质营养不良其致病基因在 Kg28 位点上，基因大小 21 kb，包含 10 个外显子，发病率约为 1/100 000～0.5/20 000，其中 95% 是男性，5% 为女性杂合子，女性携带率 1/14 000，无种族和地域特异性，部分患者有家族史，但在同一家系可有不同表现类型，成人患者占患者数的一半，隐性携带的女性患者也可以表现出症状，儿童患者易被误诊为多动症、运动神经元病等。

X-ALD 最早于 1912 年由 Shiler 报道，1923 年 Siemerding 和 Creuizfeidt 首次对该病进行描述性报道，1963 年 Fanconi 等通过家系推断该病为 X 连锁隐性遗传病，1970 年 Blaw 将此病命名为肾上腺脑白质营养不良。1973 年 Powers 等研究发现该病病人肾上腺皮质细胞、腓神经 Schwann 细胞胞浆内含有特征性的脂质小滴。1976 年 Igarashi 等进一步证实这些脂质小滴富含由饱和非分支极长链脂肪酸（very long chain fatty acids，VLCFAs）酯化而成的胆固醇酯，明确了体内 VLCFAs 代谢异常是 X-ALD 发病最关键的生化基础。1981 年 moser 等首次发现 ALD 患儿及其基因携带者的血浆中饱和非分支长链脂肪酸（very long chain fatty acids，VLCFA，C24～C30）呈不同程度增高。并创立了生化诊断方法，同年开始首次骨髓移植。1993 年 Moser 等再次证实在 X 染色体长臂远端 Xq28 区域存在 X-ALD 基因，通过定位克隆技术证实 X-ALD 基因属腺苷三磷酸依赖性跨膜转运蛋白基因家族，与过氧化物体膜蛋白-70 有显著同源性。至今在国际 X-ALD 突变基因库中已有超过 940 种突变，其中错义突变占 60%，并已确定该病是由 X-ALD 基因突变而非 VICFA-CoA 合成酶（VLCS）基因突变所致。遗传学改变的多样性解释了肾上腺脑白质营养不良临床表现型的复杂多样和病情轻重不一的特点，但 X-ALD 基因缺陷引起 VLCFA 在脑白质和肾上腺皮质内聚集的确切机制目前尚不清楚，Sarde 等发现 ALD 基因编码由 745 个氨基酸残基组成的蛋白质（ABCD1），后者负责饱和长链脂肪酸的转运，基因突变可引起 VLCFA（主要是 C23～C30 脂肪酸，尤其 C26）在细胞内堆积，特别是在脑白质和肾上腺皮质内异常沉积，破坏髓鞘的正常形成从而影响髓鞘的稳定性，同时使肾上腺功能减退，最终产生特征性的脑白质和肾上腺皮质功能损害的临床症状。

肾上腺脑白质营养不良患者病理表现为：脑：肉眼观脑皮质厚度正常或稍薄，严重者皮髓质分界不清，脑室可有扩大。特征性表现是脑白质的脱髓鞘改变。典型者病变由后向前进展，逐一累及枕叶、顶叶、颞叶及额叶，且病变常呈对称性分布。额叶的髓鞘脱失发生稍迟，且多不对称。少部分病灶可始于额叶（如本例患者），病变由前向后发展。可有显著胶质增生。常侵犯视神经、穹窿柱、海马连合、扣带回后部和胼胝体，胼胝体主要在压部，但一般不会侵犯皮质下弓状纤维；病变向下后发展可侵及脑干、小脑、内囊、外囊、锥体束等

49

可见连续性髓鞘脱失改变，有时病变还侵及豆状核、后渐出现脑萎缩。显微镜下观察可见脱髓鞘病灶内存在气球样巨噬细胞形成以及血管周围单核细胞浸润，并可见钙质沉积。电镜下显示巨噬细胞、胶质细胞内有特异性的板层状胞浆包涵体。免疫组织化学研究证实胞质包涵体为脂质成分。组织学上脑白质损伤可划分为不同3个区，即中央区、中间区和周缘区。中央区为斑片状，系轴索及少突胶质细胞；中间区为特征性血管周围炎性细胞浸润及处于不同阶段脱髓鞘改变的轴索，可见髓鞘破坏明显、轴索脱失、炎性反应显著，表现为含有大量脂质的巨噬细胞及单核细胞浸润；外周区无炎性反应，仅显示髓鞘破坏等急性活动性脱髓鞘反应。肾上腺：病人可有肾上腺萎缩及发育不全，在肾上腺皮质中主要累及网状带和束状带，肾上腺皮质萎缩，乃至层次结构不清。电镜下肾上腺皮质细胞见胞质包涵体，其形态特征与脑巨噬细胞相同，严重者可见皮质细胞呈气球样变性以及崩溃死亡。

临床上X-ALD表现为肾上腺皮质功能减退及中枢神经系统功能损害症状，一般先有肾上腺皮质功能减退，然后才出现中枢神经系统功能损害。前者表现为全身皮肤色素沉着、疲劳、食欲缺乏、体重减轻、血压低等；后者表现为不同程度的视力下降、听力障碍、智力减退、行为异常和运动障碍，另有部分患者出现癫痫发作，脑电图显示以枕顶部为著的弥漫性慢波。Maser等根据患者的起病年龄、受累部位和进展速度等因素，将X-ALD归纳为以下7种主要的临床表现型：①儿童脑型（CCALD），占48%；②青少年脑型，占25%；③成年脑型，占3%；④肾上腺脊髓神经病（adre nomyeloneuropathy，AIM）型，占25%；⑤橄榄体-脑桥-小脑型（olivo-ponto-cerebellar，OPC）型，占1%；⑥单纯Addision病型，占10%；⑦无症状或临床前期型，占8%，其中CCALD和AMN型占70%～80%。本病例报道患者具有明确的家族类似疾病遗传史，该患者于14岁时即已确诊为原发性肾上腺皮质功能减退，长期服用醋酸泼尼松片替代治疗，成年后以进行性认知、情感及智能障碍、癫痫、睡眠倒错与对称性锥体束病变为主要神经系统病变表现，其临床演变过程与Moser等描述一致，基本符合X连锁肾上腺脑白质营养不良的临床拟诊标准。

颅脑CT和MRI表现在该病的诊断中具有特征性，根据患者的临床症状和典型的头颅MRI表现，可以做出临床诊断，这也是目前中国大陆地区较常用的临床诊断方法。CT典型表现为双侧脑室周围对称蝶形分布的低密度区，无占位效应；MRI对病灶的显示则比CT敏感，可以领先或与X-ALD症状同时出现，并随着病情的发展而发展。因此可作为评价预后、治疗效果和选择骨髓移植治疗的工具，弥散加权成像（DWI）更能反映早期MRI不能反映的脑白质损伤。MRI的典型表现为双侧顶枕区白质内对称分布的、大片状、周边呈指状的蝶翼样异常信号，一般不会侵袭U形纤维和皮质，主要累及顶枕叶与胼胝体，也可累及颞叶、脑桥前部、皮质脊髓束及视听通路，T1WI呈低信号，T2WI呈高信号，从后向前逐渐发展，胼胝体受累可将两侧病灶连为一体，T2WI异常信号区所示病变范围较T1WI所示病变范围大，增强扫描后可见活动期病灶周边花边样增强。脑干受累表现为脑干前外方皮质脊髓束走行区双侧对称性点状或条形T1WI低信号、T2WI高信号，此征象在CCALD患者较常见，而在其他脑白质病变中少见，有助于脑白质病变的鉴别诊断，在本例病患中亦存在上述表现（图5-4）。Rajanayagam等用磁共振波谱（MRS）研究发现从正常表现脑白质区到病变中心NAA水平逐渐下降，Cho和Cr逐渐增加，病变内部NAA/Cr值和NAA/Ch值下降，Cho/Cr值升高，Lac波峰增高，本例患者同样存在上述演变趋势（图5-5）。Eichler等曾发现极个别患者脑内病变起始于额叶，由前向后发展，而检索国内已发表的文献，尚未有类似报道。但本例报道病患所表现的于额叶白质首先起病、对称性地由前向后迅速进展的影像学改变则与 Eichler 等报道高度吻合，亦再次证实此类病患的存在（图 5-2，图 5-3），同时结合其脑干、MRS 等磁共振特征性表现，X-ALD 的临床诊断成立。

对于临床确诊而言，肾上腺皮质功能减低不是 X-ALD 诊断所必须具备的特征，血浆和组织中 VLCFA 异常增高才是 ALD 的特征性改变，见于所有男性患者及 80% 的女性杂合子，故临床确诊主要依据典型内分泌系统及神经系统受累症状，内分泌功能检查，以及特征性的头颅 CT 或 MRI 表现，而 VLCFA 的测定（即 C24/C22，C26/C22），尤其是 C26/C22，是明确诊断最可靠的指标，本例病患的最终确诊亦遵循上述标准。

最新研究表明，基因突变分析是另一种可靠方法。据 Kemp 的统计资料显示，已经发现的突变位点遍布整个 ABCD1 基因，但分布不均，发生在 ABCD1 蛋白跨膜区的突变占 40%，ATP 结合区占 30%，且也有假阴性的情况。应用基因突变分析的方法，对 ALD 患者及其家系成员进行检测，不仅了解 ALD 患者的突变类型和位点，而且了解发病家系其他成员的基因型，还可为遗传咨询、产前诊断等提供可靠数据。因此对高度怀疑 ALD 的患者及其家系成员，进行基因突变分析十分重要。该方法的运用使产前诊断得以实现，这也是目前国外学者确诊此病的通用标准。而本例患者因自身经济原因，无法进行相应的基因突变筛查，对于其本身的诊断以及此类额叶首发病变患者的基因组分析而言，不失为一个较大的遗憾。

目前对 X-ALD 还没有特效治疗，临床上以对症和支持治疗为主。一般治疗包括激素替代疗法和饮食疗法。所有合并肾上腺皮质功能下降的 X-ALD 患者必须接受肾上腺皮质激素的替代治疗。但并不能改变病变发展进程。限制饱和脂肪酸的摄入，低脂饮食，食用脱脂奶、瘦肉、低脂鱼，可食用含不饱和脂肪酸的植物油（如玉米油、葵花子油、橄榄油等），补充 Lorenzo's 油（三芥酸甘油酸与三油酸甘油酯按 4:1 比例混合而成，为不饱和脂肪酸）。以上方法对已有严重神经系统症状的患者无改善作用，但是对尚未发病或无症状 ALD 患者以及进展缓慢的单纯 AMN 型患者可降低血 VLCFA 的浓度，对阻止其在组织中沉积有重要意义，亦可使儿童脑型 X-ALD 患者血浆中 VLCFA 水平降至正常，神经系统病情进展有所减慢，但总体疗效并不理想。

造血干细胞移植是目前治疗早期儿童脑型患者的最有效方法。Petes 等经过对 126 例接受骨髓或脐带血干细胞移植治疗患者的 18 年随访研究，发现早期接受治疗的儿童脑型患者，5 年生存率大于 92%，神经发育良好；晚期接受治疗的儿童脑型患者，5 年生存率仅 45%，甚至低于未治疗者，且风险较高（一般病死率为 20%），故不推荐用于头颅 MRI 正常的无症状患者和单纯 AMN 型患者。Aubourg 等应用基因干细胞疗法成功医治了 2 例 7 岁的早期脑型 AID 患儿，经过脑 MRI 扫描和认知测试显示 14～16 个月后患儿脑部病变停止了进展，这与造血干细胞移植的临床疗效相仿。

药物诱导基因治疗尚停留于实验水平，有文献报道维 A 酸类降脂药物洛伐他汀（Lovastatin）通过诱导（ABCDP）基因表达，产物 ALDRP 对肾上腺脑白质营养不良蛋白（ALDP）有一定代偿作用，可以降低 VLCFA 水平。但根据 Pai 等报道，应用洛伐他汀治疗后 X-ALD 患者的检验结果与治疗前比较差异无统计学意义，而且 VLCFA 水平下降程度与临床症状改善并不平行，故其临床应用前景不容乐观。最新的研究也表明洛伐他汀降低 VLCFA 水平（约 20%）的作用并不肯定，因为缺少确凿证据。故不作推荐。

延伸阅读：

[1] Mose H，Dubey P，Fatemi A. Progress in X-linked adrenoleukodystrophy. Curr Opin Neurol，

2004，17：263－269.

［2］Moser HW，Raymond GV，Dubey P. Adrenoleukodystrophy. New approaches to a neurodegenerative disease. JAMA，2005，294：3131－3134.

［3］Eichler FS，Itoh R，Barker PB，et al. Proton MR spectroscopic and diffusion tensor brain MR imaging in X－linked adrenoleukodystrophy：Initial experience. Radiology，2002，225：245－252.

［4］Mose J，Douar AM，Saude CO，et al. Putative X－linked adrenoleukodystrophy gene shares unexpected homology with ABC transporters. Nature，1993，6414：726－730.

［5］Moser HW. Adrenoleukodystrophy：phenotype，genetics，pathogenesis and therapy. Brain，1997，120：1485－4508.

［6］Sarde CO，Moser J，Kioschis P，et al. Genomic organization of the adrenoleukodystrophy gene. Genomics，1994，22：13－20.

［7］Bezman L，Moser HW. Incidence of X－linked adrenoleukodystrophy and the relative frequency of its phenotypes. Ann Neurol，2001，49：512－517.

［8］Berger J，Molzer B，Fae I，et al. X－linked adrenoleukodystrophy（ALD）：A novel mutation of the ALD gene in 6 members of a family presenting with 5 different phenotypes. Biochem Biophys Res Commun，1994，2（5）：1638－1643.

［9］Lan F. Molecular diagnosties in China. Clin Chem Lab Med，2001，12：1190－1194.

［10］Van Ceel BM，Assies J，Wanders RJ，et al. X－linked adrenoleukodystrophy：clinical presentation，diagnosis，and therapy. J Netrol Neurosurg Psychiatry，1997，63：4－14.

［11］Moser HW，Moser AB，Frayer KK，et al. Adrenoleukodystrophy：Increased plasma content of saturated very long chain fatty acids. Neurology，1981，31：1241－1249.

［12］Heinaer AK，Kemp S，Lu JF，et al. Mouse very long－chain acyl－CoA synthetase in X－linked adrenoleukodystrophy. J Biol Chem，2002，277：28765－28773.

［13］Moser HW. Adrenoleukodystrophy：Phenotypic variability and implications for therapy. J Inherit Metab Dis，1992，15：645.

［14］Loes DJ，Fatemi A，Melhem ER，et al. Analysis of MRI patterns aids prediction of progression in X－linked adrenoleukodystrophy. Neurology，2003，61：369－374.

［15］Eichler F，Mahmond A，Loes D，et al. Magnetic resonance imaging detection of lesion progression in adult patients with X－linked adrenoleukodystrophy. Arch Neural，2007，64：659－664.

［16］Eichler FS，Itoh R，Barker PB，et a1. Proton MR spectroscopic and diffusion tensor brain MR imaging in X－linked adrenoleukodystrophy initial experience. Radiology，2002，225（2）：245－252.

［17］Ito R，Mrlhem ER，Mori S，et a1. Diffusion tensor brain MR imaging in X－linked cerebral adrenoleukodystrophy. Neurology，2001，4：544－547.

［18］Moser HW. Komrower lecture. Adrenoleukodystrophy：natural history，treatment and outcome. J Inherit Dis，1995，18：435－447.

［19］Moser AB，Steinberg SJ，Raymond GV. X－linked adrenoleukodystrophy.//Pagon RA，Bird TD，Dolan CR，et al. The metabolic and molecular bases of inherited disease. 8th ed. New York：McGraw－Hill，2001：3257－3301.

［20］Kemp S，Pujol A，Waterham ER，et al. ABCD1 mutations and the X－linked adrenoleukodystrophy mutation database：Role in diagnosis and clinical correlations. Hum Mutat，2001，18：499－515.

［21］Moser HW，Loes DJ，Melhem ER，et al. X－linked adrenoleukodystrophy. overview and prognosis as a function of age and brain magnetic resonance imaging abnormality－a study involving 372 patients. Neuropediatrics，2000，31：227－239.

［22］Schmeidera J，Kamil A，Eugen B，et al. Diffusion tensor imaging in cases of adrenoleukodystrophy：

Preliminary experience as a marker for early demyelination? Am J Neuroradiol, 2003, 3: 819 - 824.

［23］Kim JH, Kim HJ. Childhood X - linked adrenoleukodystroply: Clinical pathologic overview and MR imaging manifestations at initial evaluation and follow - up. Radio Graphics, 2005, 25: 619 - 631.

［24］Barkovich AJ, Ferriero DM, Bass N, et al. Involvement of the pontomedullary corticospinal tracts: A useful finding in the diagnosis of X - linked adrenoleukodystrophy. AJNR, 1997, 18: 95 - 100.

［25］Rajansyagam V, Crad J, Krivit W, et al. Proton MR spectroscopy of childhood adrenoleukodystrophy. AJNR, 1996, 6: 1013 - 1024.

［26］Moser HW, Mahmood A, Raymon GV. X - linked adrenoleukodystrophy. Nat Clin Pract Neurol, 2007, 3: 140 - 151.

［27］Mukherjee S, Newby E, Harvey J. Adrenomyeloneuropathy in patients with "addison's disease": Genetic case analysis. J R Soc Med, 2006, 99: 245 - 249.

［28］Kemp S, Pujol A, Waterham HR, et al. ABCDI mutation and the X - linked adrenoleukodystrophy mutation database: Role in diagnosis and clinical correlations. Hum Mutat, 2001, 18 (6): 499 - 515.

［29］Guimaraes CP, Lemos M, Sa - Miranda C, et al. Molecular characterization of 21 X - ALD Portuguese families: Identification of eight novel mutations in the ABCDI gene. Mol Genet Metab, 2002, 76: 62 - 67.

［30］Crepin M, Pigny P, Eacande F, et al. Evaluation of denaturing high performance liquid chromatography for the mutational analysis of the MENI gene. J Mol Endocrinol, 2006, 36: 369.

［31］Mori S, Kaufmann WE, Davtzikos C, et al. Imaging cortical association tracts in the human brain using diffusion tensor based axonal tracking. Magn Reson Med, 2002 , 47: 215 - 223.

［32］Mose HW, Raymond GV, Lu SE, et al. Follow - up of 89 Lorenzo's oil treated asymptomatic adrenoleukodystrophy patients. Arch Neural, 2005, 62: 1073 - 1080.

［33］Peters C, Chamas LR, Tan Y, et al. Cerebral X - linked adrenoleukodystrophy: The international hematopoietic cell transplantation experience from 1982 to 1999. Blood, 2004, 104: 881 - 888.

［34］Aubourg P, Cartier N, Hacein - Bey - Abina S, et al. Hematopoietic stem cell gene therapy with a lentiviral vector in X - linked adrenoleukodystrophy. Science, 2009, 326: 818 - 823 .

［35］Kemp S, Wanders RJ. X - linked adrenoleukodystrophy: Very long chain fatty acid metabolism, ABC half - transporters and the complicated route to treatment. Mol Genet Mctab, 2007, 90: 268 - 276.

［36］Fourcade S, Savary S, Albet S, et al. Fibrate induction of the adrenoleukodystrophy related gene (ABD2) : Promoter analysis and role of the peroxisome proliferators - activated receptor PPARa. Eur J Biochem, 2001, 45: 3490 - 3500.

［37］Landrie JF, Thomas C, Grober J, et al. Statin induction of liver fatty acid - binding protein (L - FABP) gene expression is peroxisome proliferator - activated receptor - alpha - dependent. J Biol Chem, 2004, 279: 45512 - 45518.

［38］Pai GS, Khan M, Barbosa E, et al. Lovastatin therapy for adrenoleukodystrophy and adrenomyeloneuropathy: clinical and biochemical observations on 12 patients. Mol Genet Metab, 2000, 68: 312 - 322.

［39］Engelen M, Ofman R, Diikgrasf MG, et al. Lovastatin in X - linked adrenoleukodystrophy. N Eng J Med, 2010, 362: 276 - 277.

病例 7

【主　诉】 女性，57 岁，睡眠障碍 6 个月，智能减退 3 个月

【现病史】

患者女性，57 岁，入院 6 个月前无明显诱因出现睡眠障碍，主要表现为入睡困难，上床后反复坐起，凌晨 3 点后方可入睡数小时，睡眠后有双手摸索现象。白天则表现为嗜睡状态，甚至在吃饭时入睡，伴有自发言语减少，但生活能自理。曾就诊于当地医院，诊断为"焦虑抑郁状态"，给予口服地西泮类及抗抑郁药物（具体不详），失眠无改善。5 个月前，患者出现视物成双，就诊于北京同仁医院，眼底检查未见异常，考虑为"外直肌不全麻痹"，具体治疗不详。3 个月前，家属发现患者反应迟钝，记忆力减退，有时出现胡言乱语、幻觉、将身边亲人误认其他人，伴有午后低热（偶可达到 39℃）、多汗，在睡眠过程中出现吸气性喉鸣。在当地医院行喉镜及胸部 CT 检查均未见异常。患者逐渐出现独立行走困难，张口受限，吞咽困难。发病以来体重下降约 10 kg，大便干结，小便正常。

【既往史、个人史及家族史】

既往史无特殊。患者母亲 50 岁左右死亡，病因不详。患者弟弟体健。否认家族中有类似病史。

【神经系统专科查体】

神经系统检查：意识清楚，淡漠，自发语言减少，轻度构音障碍，定向力、计算能力轻度下降，近记忆力减退，逻辑思维能力下降。

脑神经：

Ⅰ：未查。

Ⅱ：双眼视力、视野检查不合作，眼底视盘（视神经乳头）边界清楚。

Ⅲ、Ⅳ、Ⅵ：双侧瞳孔等大等圆，直径约 3 mm，对光反射灵敏，眼动正常，无眼震，复视，向左侧水平侧视明显。

Ⅴ：双侧面部针刺觉对称存在，双侧角膜反射灵敏，下颌反射未引出。

Ⅶ：双侧面纹对称，鼻唇沟对称。

Ⅷ：双耳听力检查不合作。

Ⅸ、Ⅹ：悬雍垂居中，双侧软腭抬举力正常对称，咽反射存在。

Ⅺ：转颈、耸肩对称有力。

Ⅻ：伸舌居中，无舌肌萎缩、纤颤。

运动系统：肌肉容积正常，四肢肌肉频繁出现肌阵挛，四肢肌力 5 级，四肢肌张力高。

共济运动：双侧指鼻试验及跟膝胫试验欠稳准。

步态：检查不合作。

反射：双侧腱反射活跃，双侧 Babinski 征（＋）。

感觉系统：检查不合作。

脑膜刺激征：阴性。

【辅助检查】

血常规、便常规均正常。尿常规：尿隐血（＋），余未见异常。生化全项：肝肾功能、血糖、血脂、电解质均正常。肿瘤标记物正常。类风湿因子及抗链 O、ANCA、红细胞沉降率均正常。甲状腺激素和促甲状腺激素均正常。垂体及性腺激素：血清催乳素、黄体生成

素、促卵泡成熟激素、雌二醇、黄体酮、生长激素、皮质醇、睾酮均符合绝经期正常范围。丙肝病毒抗体、艾滋病病毒抗体、梅毒血清特异性抗体、乙肝表面抗原均为阴性。血气分析结果示轻度代谢性碱中毒：pH 7.49（7.35～7.45），二氧化碳分压 38 mmHg（35～45 mmHg），氧分压 93 mmHg（80～100 mmHg），血氧饱和度 100%，碱剩余 5.4（-3～+3）标准碳酸氢盐 29.2mmol/L（21.3～24.5）。血维生素 B_{12}、叶酸均正常。脑脊液常规：细胞总数为 $100×10^6/L$，白细胞数为 $3×10^6/L$。脑脊液生化：脑脊液糖（4.2 mmol/L）、脑脊液蛋白（36 g/L）、脑脊液氯化物（120 mmol/L）均正常。脑脊液革兰、墨汁和抗酸染色均正常。24h 鞘内 IgG 合成率正常。脑脊液 14-3-3 蛋白 Western 电泳阴性。

MRI 检查　头 MRI 检查示双侧脑室前角和放射冠多发片状脱髓鞘改变，DWI 未见皮质高信号（图 5-6）。

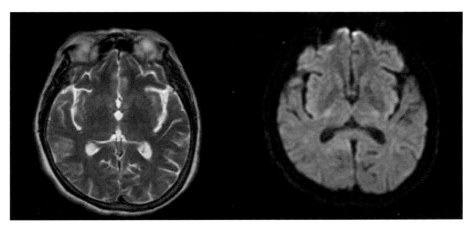

图 5-6　患者头颅 MRI 检查

长程脑电监测　未见睡眠图，散在快波（图 5-7）。

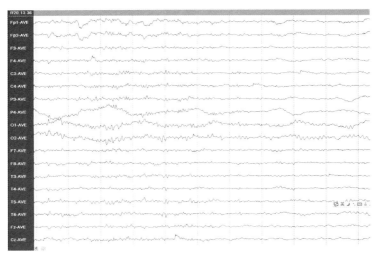

图 5-7　患者脑电监测显示全导散在低波幅快波，枕部 α 节律

PRNP 基因检测　PRNP 基因 532 位点存在 G→A 的突变，导致其编码的 178 位蛋白由天冬氨酸变为天冬酰胺（D178N）。该基因 385 位点为纯合 A，表明编码的 129 位蛋白为甲

硫氨酸（MM）型（图 5-8）。

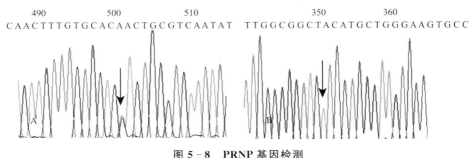

图 5-8　PRNP 基因检测

A：532 位点存在 G A 的突变（箭头所示）；B：385 位点为纯合 A（箭头所示）

【讨论】

致死性家族性失眠症（fatal familiar insomnia，FFI）是一种罕见的常染色体显性遗传性朊蛋白病。致病基因位于 20 号染色体朊蛋白基因（prion protein gene，PRNP）。主要病理改变为丘脑和下橄榄核神经元丢失及胶质细胞增生。其临床主要表现为睡眠-觉醒周期异常、自主神经损害及快速进展的痴呆等。

致死性家族失眠症最先在 1986 年由意大利 Lugaresi 等报道，患者为 53 岁男性，主要表现为逐渐进展的失眠，发热、多汗、瞳孔缩小等括约肌功能障碍等自主神经功能异常，梦游状态，最后发展成昏迷直至死亡，整个病程 9 个月。随后该研究小组收集整理该家系 5 代共 29 例患者，提示遗传方式为常染色体显性遗传的特点，这些患者表现出更为复杂的临床和病理特点，不可治愈进展的失眠，自主神经内分泌和运动系统的受损。疾病晚期患者会出现幻觉，终末期会出现木僵和昏迷。尸检证实丘脑的腹前核、背内侧核神经元缺失是最突出的改变，但是在丘脑的其他核团、大脑、小脑和橄榄核团中均有不同程度的萎缩和反应性胶质增生。个别患者出现大脑皮质海绵状改变。1992 年 Medori 等证实由于在 *PRNP* 基因 532位点错义突变 GAC→AAC，导致其编码蛋白 178 氨基酸残基由天冬氨酸变为天冬酰胺（D178N）导致 FFI 的发生。

1. PRNP 基因

致死性失眠症与克-雅病（Creutzfeldt-Jakob disease，CJD）是人类主要的朊蛋白病。在朊蛋白病患者中，85％为散发性，10％～15％患者由于 PRNP 基因突变所致，PRNP 基因含有 2个外显子及 1 个内含子。目前发现 56 个位点突变导致遗传性朊蛋白病，其中 95％的患者突变形式主要以编码 102、178、200 和 210 点突变和重复插入。其中 178 位蛋白序列改变导致 FFI发生，少数该位点突变患者还可出现 CJD 的临床表型，甚至在同一家系中。研究显示 PRNP基因 129 位氨基酸残基甲硫氨酸（M）和缬氨酸（V）影响患者临床表型，当该位点为是纯合甲硫氨酸（M）的患者时病程更短。此外，患者的临床表型还受其他因素调控。

2. 病理改变

大部分 FFI 患者的脑组织病理改变无特异性。最显著的变化在丘脑，其中以腹前核和背内侧核的改变最严重，80％患者出现小大细胞神经元丢失伴随胶质细胞的增生，除丘脑底结节外，丘脑其他核团都或多或少累及。大部分大脑皮质最表层和最深层，以及白质表层出现轻度胶质化，神经毡的海绵状变性仅出现在一些患者，且最显著变化在皮质的 2～4 层。

小脑的改变主要是颗粒细胞和浦肯野细胞减少伴随神经胶质细胞的增生。下橄榄核出现严重神经元缺失和反应性神经胶质细胞的增生。基底节核团包括 Meynet 核以及脊髓异常则相对罕见。中脑导水管周围、下丘脑、中脑灰质仅出现中度胶质增生且不伴有显著的神经元丢失。枕叶较额叶、颞叶及顶叶更不容易受累。大脑皮质海绵状改变在疾病后期更容易出现，在病程超过 18 个月的患者，其海绵状改变则更为广泛。

3. 发病机制

目前关于其发病机制仍不清楚。目前认为突变朊蛋白具有不稳定性且抗蛋白酶水解并促进正常的朊蛋白转化为突变形式，这种突变蛋白在丘脑和下橄榄核优先表达，其沉积范围远较出现严重病理改变的范围广，而且突变量与疾病严重性与细胞凋亡无平行关系。突变的朊蛋白如何造成神经元病理改变还不清楚。特别在丘脑和下橄榄核细胞中，由于胶质细胞分化成巨噬细胞，分化过程中伴随着细胞毒性物质产生如氧自由基、细胞因子和一氧化氮等，进而导致细胞死亡和胶质增生等。

正常朊蛋白在维持睡眠是必需的。丘脑在调节睡眠觉醒周期、其他自主神经功能和激素分泌中起着重要的作用。FFI 患者脑电纺锤波缺失是被认为与丘脑有关，因为丘脑背内侧核接受大量纤维来自网状核的前部，而这正是纺锤波的起源。正是由于损伤网状核，导致严重的失眠和死亡。丘脑前核和背内侧核接受大量的纤维来自前扣带回和脑底部和下丘脑的侧方区域。背内侧核接受许多来自脑桥网状核的纤维，这些区域在控制睡眠中起着重要的作用。

背内侧核与腹前核被认为是丘脑的边缘部分，与其他边缘系统有密切的联系，进而与自主神经控制相关。丘脑病变导致这种联系破坏，进而使出现本能行为、皮质和皮质下区域控制睡眠和调节自主神经异常，导致持续的觉醒状态和代谢活动增强。减少了昼夜节律的改变，自主神经活性的增强是该病显著的特征，导致血压升高和心率增快。研究证实，FFI 患者的五羟色胺能系统活性增加。

4. 临床特点

该病为常染色体遗传且具有较高的外显率。发病年龄在 20～62 岁，平均在 51 岁，病程从 8 个月到 72 个月不等，平均病程为 18 个月。绝大多数患者表现为失眠、入睡和维持睡眠困难，这些症状经常被忽略或误认为压力过大或疲劳所致。有些患者可表现为性格改变、淡漠，但社会行为保留。一些患者早期除失眠外还可出现高血压、夜间低热、多汗、流泪、流涎、性无能。由于患者失眠而在白天表现为昏昏欲睡，而被错误地描述为过度嗜睡（hypersomnolence）。波动性复视也是早期常见的临床表现之一。随着睡眠质量的恶化和自主节律的改变，患者常会伴随特殊的梦游样行为，尤其当他们独处时，出现幻觉和与梦境相关的运动姿势，这些症状被误认为是精神症状。患者会逐渐出现步态异常、步态不稳、辨距不良、自发或诱发肌阵挛和锥体束受累表现，如深反射活跃或出现病理征。疾病的后期则表现为日益明显的梦样木僵状态、持续昏睡和肌阵挛、不能站立和走路、构音及吞咽困难、括约肌功能障碍、躯体运动障碍，尤其是表现为步态异常，甚至发生在疾病早期。在一些病程较长的患者中，自主神经功能障碍和睡眠障碍相对不突出，而更多地表现为括约肌功能障碍和癫痫发作。一些患者会猝死，后期由于觉醒水平下降导致持续的木僵状态，最终出现植物状态，死于呼吸系统或其他系统感染。值得关注的是患者睡眠中出现不伴低氧血症的吸气费力和喉鸣，这与延髓呼吸中枢网状核受损有关，是该病特征性的临床特点。与散发性 CJD 患者相比，FFI 患者中复视比较常见而肌阵挛少见。认知功能障碍在早期表现注意力和警觉下降，记忆减退主要为工作记忆障碍，瞬间听觉和视觉保留，但学习和长时间记忆明显下降。额叶功能如计划和预测功能也受到损伤。

睡眠的过度减少导致了运动活性增加和缺乏24h节律，间接的热量计算显示比正常人能耗多60%，进而表现为严重能量消耗和恶病质。休息时，体温、血压和心率都是高于清醒状态的。血浆中的肾上腺素和去甲肾上腺素和皮质醇（不包括肾上腺皮质激素）都是增加的。24h动态监测显示患者的血压、心率、皮质醇、促肾上腺皮质激素和血清儿茶酚胺类的浓度的波动幅度都是下降的。早期患者夜间血压的下降现象消失。因此，FFI被认为自主神经系统失衡，交感神经活性增加，导致皮质醇增多症和继发性高血压，生长激素和泌乳素的节律也出现改变。

5. 辅助检查

（1）脑电图和多导睡眠扫描仪

FFI患者的脑电改变特点是睡眠纺锤波、K复合波和慢波睡眠进行性减少，进而导致总的睡眠时间缩短，伴随异常的REM睡眠状态，周期性睡眠节律被打乱。而且纺锤波不能被苯巴比妥和地西泮诱导。在CJD患者中周期性的棘波发放很少出现在FFI患者，但在一些病程较长的晚期患者中可以出现短暂的周期性脑电活动。病程短的患者显示睡眠时间缩短，伴随连续的亚觉醒状态（主要是θ脑电改变）被突然的快速眼动打断，伴有或不伴有持续数秒或数分钟张力缺乏发作。在一些病程较长的患者中，睡眠时间减少，慢波睡眠和非经常的快速眼动周期出现，总之，深睡眠状态和慢波睡眠状态大量减少。

（2）影像学改变

脑CT和MRI可以发现大脑小脑皮质萎缩等非特异性改变，没有出现散发性CJD患者常见的DWI皮质高信号，这可能与两者的病变部位相对选择性有关和未出现海绵状改变有关。在疾病的后期，PET显示丘脑和广泛大脑皮质低代谢改变，主要包括大部分皮质结构、基底节和小脑。丘脑和扣带回代谢降低是该病的PET特点，而且丘脑低代谢是早期标记。脑的低代谢范围远高于病理改变范围，枕部皮质代谢往往正常。

（3）主要实验室检查

通过外周血PCR检查发现存在PRNP基因的D178N突变是诊断该病的金标准。脑脊液的14-3-3蛋白阳性仅出现在50%的FFI患者，远低于其在散发性CJD患者95%的阳性率。

（4）对症治疗

目前尚无有效的治疗措施，主要是对症治疗，这类患者对常规的镇静剂和苯二氮䓬类药物反应差。有个案报道褪黑素类药物（Agomelatine）能改善患者的睡眠。

两个患者确诊了，但也意味着两个家庭的不幸。此时此刻，我们和患者一样感到一种无助；此时此刻，我们和患者一样开始漫长的等待，等待有一天，我们能找到解决问题的道路。

延伸阅读：

［1］陈彬，曹京波，魏娜，等．致死性家族性失眠症患者一例报告合并文献复习．中国神经免疫学和神经病学杂志，2013，20（1）：24-27.

［2］Medori R，Tritschler HJ，LeBlanc A，et al. Fatal familial insomnia，a prion disease with a mutation at codon 178 of the prion protein gene. New Engl J Med，1992，326（7）：444-449.

［3］Montagna P，Gambetti P，Cortelli P，et al. Familial and sporadic fatal insomnia. Lancet Neurol，

2003，2（3）：167-176.

［4］周珏倩，王倩，李洵桦，等 . 2 例致死性家族性失眠症的临床特点、脑影像和朊蛋白基因分析 . 中国神经精神疾病杂志，2011，37（7）：413-417.

［5］张敏，梅元武，魏桂荣，等 . 致死性家族性失眠症一例临床及基因特征 . 中华神经科杂志，2005，38（10）：628-631.

［6］高晨，韩俊，周伟，等 . 2006 年 1 至 8 月份我国克雅病监测病例分析 . 中华实验和临床病毒学杂志，2007，21（3）：205-207.

［7］Shi Q，Zhang BY，Gao C，et al. The diversities of PrP（Sc）distributions and pathologic changes in various brain regions from a Chinese patient with G114V genetic CJD. Neuropathology，2012，32（1）：51-59.

［8］Montagna P，Cortelli P，Avoni P，et al. Clinical features of fatal familial insomnia：Phenotypic variability in relation to a polymorphism at codon 129 of the prion protein gene. Brain Pathol，1998，8（3）：515-520.

［9］Tabernero C，Polo JM，Sevillano MD，et al. Fatal familial insomnia：Clinical，neuropathological，and genetic description of a Spanish family. J Neurol Neurosurg Psychiatry，2000，68（6）：774-777.

［10］Cortelli P，Gambetti P，Montagna P，et al. Fatal familial insomnia：Clinical features and molecular genetics. J Sleep Res，1999，Suppl 1：23-29.

［11］Shiga Y，Miyazawa K，Sato S，et al. Diffusion-weighted MRI abnormalities as an early diagnostic marker for Creutzfeldt-Jakob disease. Neurology，2004，63（3）：443-449.

［12］Zerr I，Bodemer M，Gefeller O，et al. Detection of 14-3-3 protein in the cerebrospinal fluid supports the diagnosis of Creutzfeldt-Jakob disease. Ann Neurol，1998，43（1）：32-40.

［13］Saitoh Y，Ogawa M，Naito Y，et al. Discordant clinicopathologic phenotypes in a Japanese kindred of fatal familial insomnia. Neurology，2010，74（1）：86-89.

［14］Froböse T，Slawik H，Schreiner R，et al. Agomelatine improves sleep in a patient with fatal familial insomnia. Pharmacopsychiatry，2012，45（1）：34-36.

第6章　神经阻滞剂恶性综合征

在病毒性脑炎患者的治疗过程中，有时候会出现一些戏剧性的变化：周末下班前查房，患者还是高热、意识模糊，星期一早晨从病房门口经过，却看到那个患者正在吃早饭。当然也有戏剧性的恶化，这可能是病毒感染的复发、病毒感染所诱发的炎性反应或者是治疗过程中出现的一些少见的并发症。之所以说是少见的并发症，是因为这些并发症似乎只是存在于文献里或是在前辈们的传说里，但如果我们不了解它们，就会不知所措，甚至做出南辕北辙的决策。

病例 8

【主　诉】男性，44岁，头痛45天，发热35天，精神异常25天

【现病史】

患者男性，44岁，入院45天前牙痛后出现头顶部及后枕部持续性胀痛，无恶心呕吐，无意识障碍，无精神症状及抽搐，自服止痛药物（具体不详）治疗头痛逐渐加重，未行系统诊治。35天前出现发热，体温持续在37.6～38.6℃之间。33天前就诊于当地医院，腰穿检查提示脑脊液压力增高，脑脊液蛋白质定量及细胞计数高于正常上限，给予抗感染抗病毒及脱水降颅压治疗，患者头痛好转，仍有间断发热，经对症处理体温可降至正常水平，无意识不清，无言语不清，生活可自理，与家人可正常交流。25天前患者无明确诱因出现躁动、惊恐后倒地，四肢伸直，伴大喊大叫，问话不答并殴打家属，强行拔除输液针，自床上跌下，无意识不清，无排尿排便障碍。遂来我院就诊。

【既往史、个人史及家族史】

无特殊。

【神经系统专科查体】

精神、智能状态：嗜睡状态，疼痛刺激可唤醒，可回答简单问题，刺激结束后迅速入睡。语言含糊，反应迟钝，构音不清，定向力差，理解力差，远、近记忆力均明显减退，查体欠合作。

脑神经：

Ⅰ：未查。

Ⅱ：双眼视力、视野检查不合作。

Ⅲ、Ⅳ、Ⅵ：上眼睑无下垂，眼球无外凸及内陷，双侧瞳孔等大等圆，直径3mm，直接、间接对光反射灵敏，眼动充分，未引出眼震。

Ⅴ：面部针刺觉检查不合作，双侧角膜反射灵敏，下颌反射未引出。

Ⅶ：双侧面纹对称，鼻唇沟对称。

Ⅷ：双耳听力检查不合作。

Ⅸ、Ⅹ：悬雍垂居中，双侧软腭抬举力正常对称，咽反射存在。

Ⅺ：转颈、耸肩检查不合作。

Ⅻ：伸舌居中，无舌肌萎缩、纤颤。

运动系统：肌肉容积正常，四肢肌力 5 级，四肢肌张力增高。

共济运动：检查不合作。

步态：检查不合作。

反射：四肢腱反射亢进，双侧病理征未引出。

感觉系统：检查不合作。

脑膜刺激征：阳性。

【辅助检查】

腰穿复查：脑脊液压力 180mmH$_2$O。

脑脊液常规：潘氏试验（＋），总细胞数 176×10^6/L，白细胞数 46×10^6/L，多核细胞 15%，单核细胞 85%。

脑脊液生化检查：氯化物 120 mmol/L，脑脊液糖 3.10 mmol/L，脑脊液蛋白质 680g/L；同期血生化：血糖 5.30 mmol/L。

脑脊液单纯疱疹病毒 IgM 阳性。

脑脊液涂片墨汁染色：未见新型隐球菌；涂片抗酸染色：未见结核分枝杆菌；涂片革兰染色：未见细菌。

入院 MRI（图 6-1）：

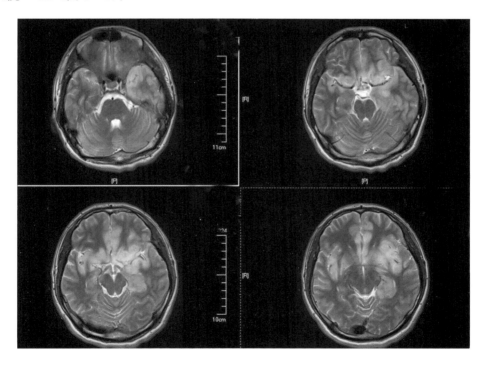

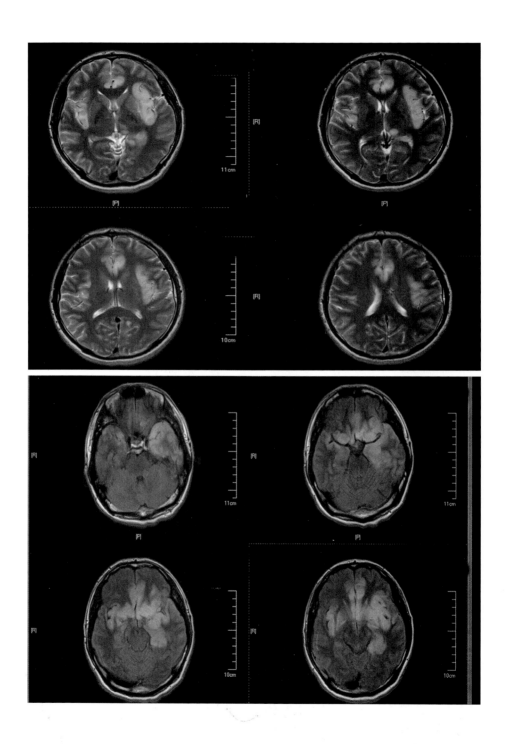

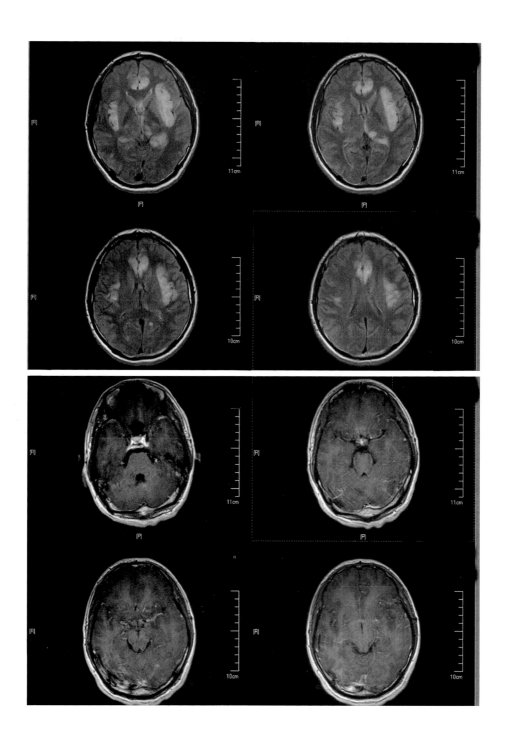

63

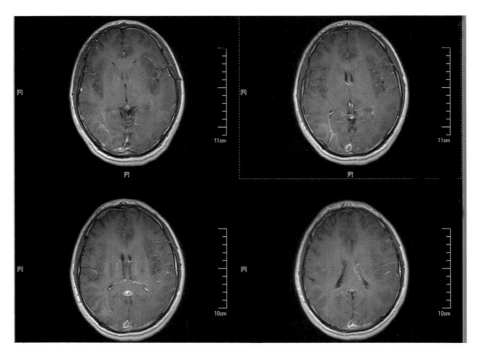

图 6-1　患者入院时 MRI 检查

磁共振成像可见双侧海马、颞叶内侧、岛叶、额叶大脑镰旁、左侧丘脑、枕叶多发斑片状长 T1 长 T2 信号影，FLAIR 呈高信号，增强扫描可见双侧脑膜多发强化，右侧枕叶线样强化。

肿瘤标记物未见异常。

胸片及腹部 B 超未见异常。

患者急性起病，发热伴意识水平下降及精神异常，脑脊液检查可见感染性病变表现，单纯疱疹病毒 IgM 阳性。影像学可见脑叶近皮质病灶及软脑膜强化，单纯疱疹病毒性脑炎的诊断是明确的。依据诊断，我们给予患者阿昔洛韦抗病毒治疗，患者体温逐渐恢复正常，生活可以自理，但仍有精神异常发作，具体表现是幻听及幻视，偶有情绪躁动，甚至打骂家属，精神状态正常时，尚可沟通。为了进一步控制患者精神症状，我们按常规邀请了精神专科医生会诊，依据会诊意见，给予患者口服氟哌啶醇治疗，剂量每日 2 次，每次 2mg。服用氟哌啶醇后，患者精神异常明显好转，由于抗病毒治疗已到疗程，我们计划复查磁共振成像及腰椎穿刺，1 周后出院。

就在这个时候，患者病情发生了变化。

一天晚上，患者无明显诱因出现高热，体温达 39.5℃，意识模糊，大汗，四肢强直，全身肌张力增高、四肢呈折刀样肌张力增高，舌不自主运动。心率波动于 150～170 次/分、呼吸增快至 30～35 次/分、血压升高至 190/110mmHg。实验室检查提示外周血白细胞计数高于正常上限。

综合分析患者症状及入院后治疗经过，可以确定患者出现了"神经阻滞剂恶性综合征（neuroleptic malignant syndrome，NMS）"。即刻停止口服氟哌啶醇，加大输液量促进药物排泄，并给予物理降温等措施，患者症状逐渐改善，3 天后各项生命体征恢复正常。又经过

1周，再次复查腰穿，各项指标均在正常范围，磁共振检查病灶范围有所减小，强化消失，症状缓解出院。

【讨论】

神经阻滞剂恶性综合征（neuroleptic malignant syndrome，NMS）由法国精神病学者 Delay 于 1960 年首次报道，是指抗精神病药物所致的一种少见的、严重的、可能致命的药物不良反应，临床表现以高热、肌强直、意识障碍、锥体外系症状、自主神经功能紊乱、明显的精神症状为特征，实验室检查特点是血肌酸激酶升高和白细胞增多。

神经阻滞剂恶性综合征（NMS）是一组因临床用药或某些手术而诱发的临床症候群，病情危重，若处理不当，病死率高。有统计资料显示，在服用抗精神病药治疗的病人中出现 NMS 的概率为 0.07%～2.2%，平均发病率为 0.2%。统计资料显示 NMS 的发生率有逐渐升高的趋势，美国资料显示目前每年约有 1000 例 NMS 报道。NMS 病死率在 1.5%～50%，NMS 患者死亡可发生于 1～30 天内。死亡原因主要是高热、衰竭、静脉血栓形成、横纹肌溶解所致的肾衰竭和高血钾等。随着对 NMS 的充分认识和及时治疗，本病的病死率正逐渐下降，目前病死率已降至 10% 以下。

1. 发病原因及诱因

可以引起 NMS 的药物包括：①最常见的原因是使用抗精神病药，65% NMS 的发生与各种抗精神病药物使用不当有关。以往普遍认为高效价的传统的抗精神病药物（如氟哌啶醇等）较容易引起恶性综合征的发生，但随着非典型抗精神病药的广泛运用，人们发现几乎所有抗精神病药物，包括非典型抗精神病药物都能引起 NMS。目前已知能引起 NMS 的抗精神病药物有 25 种以上，药物效价越高越容易激发，氟哌啶醇是目前控制躁动和谵妄最常用的药物，也是文献报道中诱发 NMS 最多的药物。氟奋乃静为另一个易引起 NMS 的药物；其次是联合用药，如氟哌啶醇与卡马西平的联合应用；再次是剂量过大、加量过快及胃肠道外给药量过多等。传统抗精神病药物所致 NMS 的发病率在 0.01%～1.0%。新型抗精神病药物也会导致 NMS 的发生，偶有服用氯氮平、奥氮平而致 NMS 的散发病例出现，但其发病率似乎比传统抗精神病药物小一些。②抗抑郁药，如阿米替林、氯丙咪嗪、氟西汀、帕罗咪嗪及苯丙胺等常用的抗抑郁药也易激发 NMS；③NMS 的发生也可能与其他药物的应用有关，如阻断中枢多巴胺通路的一些药物（甲氧氯普胺、阿莫沙平、锂盐等）；④有一些药物如卡马西平、左旋多巴等是否能引起 NMS 尚无确切证据。⑤治疗帕金森病过程中突然停用左旋多巴、金刚烷胺等药有可能促发 NMS；⑥唐振钢等曾报道 5 例中脑及其周围肿瘤手术后出现高热、肌强直等症候群，不能排除由该部位手术引起中枢及外周多巴胺能神经功能紊乱而致 NMS 的可能。

NMS 的发病除了与上述病因有关外，患者机体内外因素也起了重要作用。目前较肯定的危险因素有：①精神疾病：各种精神分裂症均可发生 NMS，但情感性精神分裂症患者发生 NMS 的可能性更大，约 40% 的 NMS 患者为情感性精神病；②外界因素：居住在热带地区或夏季，气温过高，可增加 NMS 的危险，但在寒冷环境中也有可能发生 NMS；③机体因素：机体处于应激状态、体力消耗过大、月经前期或患有其他恶性疾病、甲状腺功能减退症、阿尔茨海默病、酒精中毒性脑病、脑功能发育不全、水电解质代谢紊乱等疾病时易发生 NMS。既往曾患过 NMS、因医源性因素或药物不良反应引起体温调节障碍者也易发生 NMS。④神经阻滞剂恶性综合征可发生在各个年龄阶段，中青年人更易患病，男性多于女性（约 2：1）。⑤通常认为口服、肌注、静脉给药均可引起 NMS。但肌注及静脉注射时更易于发生。NMS 往往出现在更换抗精神病药物的种类或加量过程中以及合并用药时。NMS 的发生与用药时间长短和药物是否过量无关，较大剂量、快速、非肠道用药易于诱发。

综上所述，在患者处于兴奋、营养状况欠佳、外周环境温度增高、患者处于脱水、紧张或激越、约束等状态下，使用抗精神病药物、抗抑郁药物、合并使用锂盐或抗胆碱能药物，以及抗精神病药物使用初期加量或调整剂量过快，或者使用高效价的抗精神病药物或肌内注射用药等引起 NMS 的风险增大。

2. 发病机制

发病机制迄今尚不十分明确。主要观点有中枢多巴胺受体阻滞假说、骨骼肌障碍学说、多巴胺 P5-羟色胺（DAP5-HT）平衡失调假说、多巴胺与 5-羟色胺不平衡理论、横纹肌溶解假说等。主要有的假说以下几种。

（1）中枢多巴胺受体阻滞假说：多巴胺受体阻滞是 NMS 发病机制中最被广泛接受的观点。这一理论由 Henderrson 和 Woofen 在 1981 年首先提出，该理论认为抗精神病药阻滞了视丘脑下部多巴胺对中枢体温正常的调节作用，因为下丘脑的兴奋会导致发热，而多巴胺对 5-HT 的这一过程是抑制的，正常情况下不发热，但当多巴胺受体被阻滞后，多巴胺对 5-HT 不能抑制，导致 5-HT 能神经兴奋致发热。这一理论在帕金森病患者中得到证实，既往无 NMS 症状发作史的帕金森病患者，其治疗作用的多巴胺被突然停止后出现类似 NMS 发作，而 NMS 肌强直等是阻断了纹状体多巴胺受体而引起的锥外系副反应。动物实验显示，阻断纹状体多巴胺受体会引起肌肉强直、震颤及横纹肌溶解进而出现肌红蛋白尿，而下丘脑多巴胺受体阻断则会引起体温调节功能的缺失，导致临床上出现高热。通过对多巴胺能神经的拮抗造成自主神经调节功能的紊乱，交感神经系统亢进，如：心动过速、呼吸急促、血压升高、出汗等。多数抗精神病药有阻断中枢多巴胺的作用，而且高效价的抗精神病药更易引起。抗帕金森病药物突然中断使用会出现症状，给予左旋多巴则能改善症状，这些发现都支持中枢多巴胺受体受阻断理论。

有许多证据反对这种单一的多巴胺受体假说：①NMS 的发生多在服药的 2 周内，但也有在长期应用抗精神病药物的过程中，甚至在撤药时出现。②发生 NMS 后用多巴胺激动剂并不是很快见效。③氯氮平等主要作用于 5-HT 的药物也可以引起 NMS，甚至 SSRI 类的氟西汀等也不例外。

由于对下丘脑和纹状体多巴胺受体的阻滞不能解释 NMS 的所有症状。所以有人提出 5-羟色胺和多巴胺的平衡是影响发病的重要因素。在黑质纹状体途径，多巴胺受体阻滞或 5-羟色胺过度释放可造成相似的临床表现，给患者服用 5-羟色胺再摄取抑制剂可促进 NMS 的发生。因此有人提出多巴胺 P5-羟色胺（DAP5-HT）平衡失调假说。

（2）骨骼肌障碍学说：NMS 的临床表现如高热、肌强直、肌酸激酶升高等与使用某些麻醉药过程中出现的恶性高热十分相似，病死率都在 $10\% \sim 30\%$ 之间，两种疾病应用丹曲林钠治疗都有效，两类疾病患者肌肉都有异常收缩反应，提示两者可能有相似的病理生理学机制。神经阻滞剂可能影响 NMS 患者肌细胞钙的转运，造成肌强直、横纹肌溶解和高热等反应，而恶性高热则为骨骼肌过度新陈代谢而致的高热状态。因而，有人据此而提出骨骼肌细胞代谢障碍理论。

（3）神经中枢 5-羟色胺代谢亢进理论：有人发现脑脊液中 5-羟色胺代谢产物 5-羟基吲哚乙酸（5-HIAA）值高的本病患者，给予硝苯呋海因后 5-HIAA 恢复至正常值，临床症状亦见改善。有一部分病人给予硝苯呋海因或溴隐亭后，意识障碍仍然存在，再给予抗血

66

清素药赛庚啶后症状明显改善，提示 NMS 的发生还与神经中枢 5-羟色胺代谢亢进有关。

（4）基因缺陷理论：分子生物学研究发现 D2 受体基因的 TaqIA 多态性与发生 NMS 的易感素质有关。有关药物基因关联的研究也发现 NMS 易感的基因呈多态性，尤其是 D_2 受体、5-HT 受体和细胞色素 P4502D6 等基因的多态性；运用 PET 研究发现，抗精神病药物阻断 D_2 受体的程度与发展为 NMS 的概率有着密切关系。在 NMS 阶段，基底神经节的 D_2 受体完全被阻断，当 NMS 消失后该阻断不明显。这可以解释 NMS 的基因易感素质和家庭聚集现象。

（5）横纹肌溶解假说：急性横纹肌溶解症的许多临床和病理学特征与发热、自主控制失调，即 NMS 相关。氟哌啶醇、氯丙嗪、氟哌噻吨和利培酮可引起 NMS，与中枢神经系统多巴胺功能迅速降低有关。某些肌肉药物遗传缺陷的患者，使用异氟烷、恩氟烷和琥珀胆碱等药物可诱发恶性高热类似病症。

3. 临床症状、实验室表现和诊断标准

NMS 的前驱期症状：精神病患者长期服用抗精神病药过程中，当出现过度消耗、激越不安、脱水、感染征象、体力消耗过大、水电解质代谢紊乱或患有其他恶性疾病时，随时能促发 NMS，患者一旦出现意识障碍、肌强直、精神症状的波动、自主神经不稳定、大量出汗、锥体外系症状可能是 NMS 的前驱症状，应高度怀疑 NMS 的可能。特别是锥体外系反应和 NMS 的早期症状极为相似。

临床表现：典型的 NMS 主要表现为：①意识障碍：可表现为缄默、幻觉、定向力障碍、意识模糊、昏睡及至昏迷等不同程度的意识障碍。②发热：一般表现为高热，体温在 39℃ 以上。③肌强直：肌活性增高，表现为肌紧张、肌震颤和肌强直，严重者可出现横纹肌溶解症。④自主神经功能紊乱：出现血压波动、多汗、尿失禁等，脉率＞90 次/分，呼吸＞25 次/分。其中高热和肌强直是 NMS 的核心症状。

NMS 的起病形式多很急，可在 1 次大量服药后发生，典型者多在 1～3d 内发生。从服药到发病时间看，可分为 3 型：突发型（24～48h），早发型（5～15d），迟发型（长期服药）。早发型典型者多，迟发型多不典型，甚至难以确诊。

实验室检查：缺乏特异性的检查。约 95％NMS 患者有 CPK 增高，是最突出的实验室发现，在早期即可发现，可高达 166700 U/L。其他可发现白细胞增多，常介于（10～20）×10⁹/L，以中性粒细胞增多为主；肌红蛋白血尿，提示肾衰竭；血清铁（Fe）可明显持续下降 37％～81％，病前血清铁多正常。尿蛋白阳性、血清微量元素降低。

脑电图一般正常，但有时可见非特异性慢波。

大多数患者脑脊液、脑 CT、放射性核素等检查正常。

病理检查无特殊发现。

神经阻滞剂恶性综合征诊断尚无统一标准。许多人提出了神经阻滞剂恶性综合征的临床操作性诊断标准。目前比较适合于临床的主要是 Levenson、DSM-Ⅳ 的诊断标准。

Delay 提出的诊断标准：Delay（1960）提出应具备下列若干条件才能诊断为该病：①服用抗精神病药物；②出现表情淡漠、少动缄默状态或接近于该类状态；③连续不明原因的发热＞12 h。发热＞38℃；④有明显的锥体外系症状：如肌强直、吞咽困难，以及大量出汗、心动过速、排尿困难、迅速导致的压疮等自主神经症状。但是，也有部分病例并未出现上述所有症状或只出现发热，缄默少言、足跟部及双手等受压迫出现的水肿。

Levenson（1985）提出了 NMS 的 3 个主要症状为发热、肌强直、CPK 升高；次要表现为意识改变、血压异常、心动过速、呼吸急促、大汗、白细胞升高。凡具备 3 项主要表现或 2 项主要表现伴 4 项次要表现，加上病史可诊断。

DSM-Ⅳ的 NMS 诊断标准如下：

（1）出现严重肌强直和体温升高等症状，且与服用抗精神病药物相关。

（2）有下列 2 个或 2 个以上症状：①大量出汗；②吞咽困难；③震颤；④大小便失禁；⑤意识水平从意识模糊到昏迷等波动；⑥缄默；⑦心动过速；⑧血压升高或血压不稳定；⑨WBC升高；⑩有肌肉损伤的实验室证据，如：CPK 升高。

（3）前述（1）和（2）症状并不是由于其他物质（如苯环利定）、神经系统和躯体疾病所致（如病毒性脑炎）。

（4）前述（1）和（2）症状不能用任一精神障碍（如紧张症状的情感障碍）更好地解释。

4. 鉴别诊断

NMS 还须与几种疾病鉴别：

（1）恶性高热综合征：本病常有阳性家族史，发病前有应用琥珀酰胆碱和吸入卤化麻醉药史，出现高热、意识障碍、肌强直和横纹肌溶解等骨骼肌过度代谢症候群，常发生于使用麻醉剂的几分钟内，用肌松剂如硝苯呋海因治疗有效，容易与 NMS 鉴别。

（2）中枢神经感染：可出现发热、意识障碍、癫痫样发作及横纹肌溶解等类似 NMS 的症状，但脑电图及腰穿测脑压、脑脊液检验等有助于鉴别。

（3）致死性紧张症：精神病性的紧张症可分别不同程度地出现僵直、缄默、不动、违拗、模仿言语和动作、刻板言语和动作、作态或取某种固定姿势等表现，而高热、自主神经功能不稳定及肌酶升高罕见，用神经阻滞剂治疗症状常可缓解而非恶化，也容易与 NMS 鉴别。

（4）中暑：有些中暑症状与 NMS 相似，但中暑病人无肌强直，其低血压、四肢柔软、皮肤干燥及在高温环境中发病等特点也容易与 NMS 鉴别。

5. 治疗

对于 NMS 的防治，最重要的是对症状初期识别和及时停用抗精神病药物。对大多数患者来说在停药后 1～2 周，症状能够自然缓解。如果是使用长效针剂出现的恶性综合征，血药浓度逐步代谢的时间将延长，停药 1 个月左右后症状才逐渐缓解。

（1）立即停用抗精神病药等神经阻滞剂。

（2）加强支持营养及对症治疗。主要为吸氧；适当补液，维持血压稳定；纠正脱水及电解质紊乱；酌情应用抗生素，以预防感染和压疮的发生。对于出现横纹肌溶解、尿肌红蛋白增高的患者，则可以辅助血液透析和血液过滤，改善肾衰竭的症状；对于合并血管内脱水和急性肾衰竭，要在多次监测中心静脉压和电解质等的同时，进行足够的补液。重症患者通过合用适量的利尿药（如少量的呋塞米）可以"补液的同时进行排液（维持尿量）"，从而避免血液透析和吸附等。

（3）积极降温，在极高热的患者中，物理降温非常必要。高热的持续程度是预测死亡率的指标之一。持续 40℃ 以上的高热可产生中枢以及周围神经系统和周围各组织的不可逆变性，解热药一般多无效。立即用冰枕和冰袋进行全身降温，使体温尽快下降。

（4）药物治疗：除支持性治疗以外，特殊药物治疗是否有益仍存有争议，尚无明确的有循证依据支持的资料显示某种药物对神经阻滞剂恶性综合征的治疗有效。不过下述治疗方法在 NMS 病程中可以酌情使用。

骨骼肌松弛剂：目前已应用于临床的有丹曲林钠，通过抑制骨骼肌网状组织中钙离子的释放而松弛肌肉，达到缓解肌强直及降温的作用，静注剂量为 $1\sim5$ mg/kg，每 6 小时 1 次，症状改善后每日 $100\sim200$ mg 口服。

中枢多巴胺受体激动剂：首选溴隐停，通过突触后 DA 受体的兴奋作用，能减轻发热、缓解肌紧张，使自主神经功能紊乱和精神症状得以改善，其治疗 NMS 的优点是口服给药、用量小、见效快（几小时内），与硝苯呋海因并用有协同作用，每日剂量为 $5\sim30$mg。

抗癫痫药：治疗 NMS 效果肯定，起效快，一般 $2\sim4$h 显效，能缩短疗程。

（5）电休克治疗（ECT），ECT 在 NMS 治疗中的作用越来越受到重视，它可改善 NMS 症状，甚至在疾病的后期仍然有效。ECT 主要适用于经其他治疗 NMS 症状无改善者；患者伴有显著的紧张症；NMS 缓解后患者仍然伴有残余紧张状态以及精神症状者。

6. 预后

NMS 一般在停药后 2 周症状逐渐消失，个别病人可持续 2 周，少数病人预后极差。绝大多数病人在 NMS 治愈后重新使用抗精神病药不发生 NMS 复发，但如果使用高效价抗精神病药、加量过快或不适当地联合用药，仍有诱发 NMS 的可能，约有 30% 的患者可能复发NMS，应予注意。缓解后抗精神病药物的应用精神障碍是一类需要长期药物治疗的疾病，因此 NMS 缓解后抗精神病药的继续使用必不可少。一般来说，避免使用已经出现过恶性综合征的药物或同一类的药物；在 NMS 症状缓解后 2 周可以根据病情需要，考虑逐渐开始小剂量、低效价的药物如氯氮平、舒必利、硫利达嗪等，也有主张用小剂量新型抗精神病药物，但需要密切观察不良反应。

经过积极治疗，患者的神经阻滞恶性综合征得到了有效的控制。在天坛医院神经内科，我们每年都要收治近百个病毒性脑炎患者，而如本患者这样的神经阻滞恶性综合征第一次见到。也许今后几十年，我们再也不会见到这样的病例，但在我们的心里，神经阻滞恶性综合征不会远去，每一个应用抗精神症状药物的患者，我们都要有意识地避免恶性综合征的发生，只有时刻做好准备，我们才能处变不惊。

延伸阅读：

［1］Rosenberg H，Davis M，James D，et al. Malignant hyperthermia Orphanet J Rare Diseases，2007，2（1）：21.

［2］唐振钢、陈斌、王小菊、等．中脑及其周围肿瘤手术后类恶性综合征．卒中与神经疾病杂志，2001.8（4）：232－234.

［3］王红星，白培深．对恶性综合征再认识．国外医学．精神病学分册，2004，31（3）：160.

［4］Strawn JR，Keck PE Jr，Caroff SN. Neuroleptic malignant syndrome. Am J Psychiat，2007，164（6）：870－876.

［5］Chandran GJ，Mikler JR，Keegan DL. Neuroleptic malignant syndrome：Case report and discussion. CMAJ，2003，169（5）：439－442.

［6］Ahuja N，Palanichamy N，Mackin P，et al. Olanzapine－induced hyperglycaemic Coma and neuroleptic malignant syndrome：Case report and review of literature. J Psychopharmacol，2011，25：850.

［7］Trollor N，Xiaohua Che，Perminder S，et al. Neuroleptic malignant syndrome associated with atypical antipsychotic drugs. CNS Drugs，2009，23（6）：477.

［8］Stubner S，Rustenbeck E. Grohmann R，et al. Severe and uncommon involuntary movement disorders due to psychotropic drugs. Pharmacopsychiatry，2004，37（suppl 1）：54－64.

［9］ Gurrera RJ. Sympathoadrenal hyperactivity and the etiology of neuroleptic malignant syndrome. Am J Psychiat，1999，156（2）：169－180.

［10］ Adnet P，Lestavei P，Krivosic－Horber R. Neuroleptic malignant syndrome. Br J Anaesth，2000：85－86.

［11］ 陈华. 恶性综合征的防治进展. 上海精神医学，2008，20（5）：31.

［12］ Shiloh R，Valevski A，Bodinger L. Precautionary measures reduce risk of definite neuroleptic malignant syndrome in newly typical neuroleptic－treated schizophrenia inpatients. Int Clin Psychopharmacol，2003，18（3）：147－149.

第7章　抗NMDA受体脑炎

我一直认为神经系统疾病的分类是一件很有挑战性的工作，翻开任何一本《神经病学》教材，就会发现有的疾病是按照病变部位分类的，比如脑血管病、脊髓病、周围神经病、肌肉病；有些是按照病因分类的，就像中枢神经系统感染性疾病、遗传性疾病、副肿瘤综合征；有些又是按症状分类的，癫痫、头痛就是代表。作住院医的时候，曾经问过主任这样一个"抬杠"的问题："为什么不将副肿瘤综合征周围神经归入周围神经病里面去？脊肌萎缩症没有被归入脊髓病呢？"现在想来，这个问题太幼稚了。记得当时主任说："其实每个医生都希望得到病因学诊断，只有病因明确了，治疗才有针对性。"从读书时的第二版到今天的第七版，《神经病学》里的疾病分类不断发生着变化，病因学诊断越来越成为疾病分类首先要考虑的问题。

王得新教授在《自身免疫性脑炎现代概念与分类》一文中，对自身免疫性脑炎是这样分类的：

1 特异性抗原抗体相关性自身免疫性脑炎

　1．1 中枢神经系统副肿瘤综合征

　　1．1．1 抗 Hu 抗体相关脑炎

　　1．1．2 抗 Yo 抗体相关脑炎

　　1．1．3 抗 Ri 抗体相关脑炎

　　1．1．4 抗 Ma2 抗体相关脑炎

　　1．1．5 抗 CV2 抗体相关脑炎

　　1．1．6 抗 amphiphysin 抗体相关脑炎

　　1．1．7 抗 SOX1 抗体相关脑炎

　　1．1．8 抗 GAD 抗体相关脑炎

　　1．1．9 抗 NMDA 受体脑炎

　　1．1．10 抗 AMPA 受体脑炎

　　1．1．11 抗 GABAB 受体脑炎

　　1．1．12 抗 Gly 受体脑炎

　　1．1．13 抗 mGluR 脑炎

　　1．1．14 抗 LGI1 抗体相关脑炎

　　1．1．15 抗 Caspr2 抗体相关脑炎

　1．2 非中枢神经系统副肿瘤综合征

　　1．2．1 桥本脑病

　　1．2．2 Sjögren 脑病

　　1．2．3 狼疮脑病

　　1．2．4 抗 NMO‑IgG 相关脑病/视神经脊髓炎

2 非特异性抗原抗体相关性 AE

　2．1 神经系统结节病

2.2 白塞病

2.3 急性播散性脑脊髓炎

2.4 原发性中枢神经系统血管炎

在王教授的分类方法中，包括了原来的副肿瘤综合征、中枢神经系统炎性脱髓鞘病和结缔组织病中的许多病种。我想，这种分类法的意义在于更加看重了疾病表面现象之后的病因学共性，那就是自身免疫诱导的脑部炎性病变，这是一种来自身体内部的攻击。

病例 9

【主　诉】女性，31 岁，精神、行为异常 6 天

【现病史】

患者女性，31 岁，入院 6 天前扫墓后出现反应迟钝，精神恍惚，不能主动完成做饭、收拾家务等日常活动，无头痛，无发热，未行诊治。4 天前出现对空调傻笑，且突发意识不清、双眼上吊、口吐白沫，双腿伸直，但无四肢抽搐，无二便障碍，按压人中后缓解，意识恢复后，对发作过程无记忆。于外院行脑电图检查，提示发作期间可见少量阵发性、中波幅尖慢综合波。头颅 CT 未见异常。腰穿检查，脑脊液压力 180mmH$_2$O，蛋白、葡萄糖、氯离子含量均正常，细胞总数 171×10^6/L，白细胞数 71×10^6/L，多核细胞 9.9%，单核细胞 90.1%，当地医院考虑为颅内感染，病毒性脑炎可能性大，给予阿昔洛韦、头孢他汀、甘露醇等治疗，患者症状无明显缓解，并逐渐出现兴奋、狂躁，喊叫，并有幻视出现。发病第 4 天患者出现右上肢不自主运动，伴咀嚼样不自主运动，言语减少，沟通困难，遂来我院就诊。

【既往史、个人史及家族史】

性格内向，余无特殊。

【神经系统专科查体】

精神智能状态：意识清楚，反应迟钝，言语欠流利，定向力差，理解力差，记忆力检查不合作，情感淡漠。

脑神经：

Ⅰ：未查。

Ⅱ：双眼视力、视野检查不合作，眼底不能窥入。

Ⅲ、Ⅳ、Ⅵ：上眼睑无下垂，眼球无外凸及内陷，双侧瞳孔等大等圆，直径 3mm，直接间接对光反射灵敏，眼动充分，未引出眼震。

Ⅴ：面部感觉检查不配合，双侧角膜反射灵敏，下颌反射未引出。

Ⅶ：双侧面纹对称，鼻唇沟对称。

Ⅷ：双耳听力检查不合作。

Ⅸ、Ⅹ：悬雍垂居中，双侧软腭抬举力正常对称，咽反射存在。

Ⅺ：转颈、耸肩对称有力。

Ⅻ：伸舌居中，无舌肌萎缩、纤颤。

运动系统：肌肉容积正常，右上肢可见不自主运动，四肢肌力 5 级，四肢肌张力正常。

共济运动：检查不合作。

步态：检查不合作。

反射：四肢腱反射对称活跃，双侧病理征阴性。

感觉系统：检查不合作。

【辅助检查】

脑电图：左前中额、中央区、颞区持续性 $1\sim1.5Hz$ 慢波及尖慢波综合。

头颅磁共振平扫加增强：未见异常。

外周血白细胞计数正常。

【诊疗经过】

患者急性起病，以精神异常为主要临床表现，病史中可疑存在痫性发作，外院腰穿检查有中枢神经系统感染性病变表现，外院拟诊"病毒性脑炎"，并给予抗病毒治疗是合理的。但患者整个病程中没有发热，似乎又不符合一般感染性疾病的特征。再加之患者头颅影像学检查没有发现颅内感染性病变的特异性表现，因此，我们在继续抗病毒治疗的同时，开始把诊断的方向转移到自身免疫性脑炎。自身免疫性脑炎的诊断，往往需要特殊的病史或是特殊的免疫学抗体检查结果。因此，再次复查了腰穿。

腰穿结果：脑脊液压力为 $100mmH_2O$，总细胞数 $43\times10^6/L$，白细胞数 $13\times10^6/L$。脑脊液 Hu、Yo、Ri 阴性。血抗 NMDA 受体抗体（＋），脑脊液抗 NMDA 受体（＋＋）。至此，我们的诊断集中于抗 NMDA 受体脑炎，抗 NMDA 受体脑炎多伴发于畸胎瘤，我们由此进一步进行检查。

盆腔 CT：两侧卵巢囊实性占位，子宫后壁密度欠均匀，行妇科超声未见异常，经阴道妇科 B 超：卵巢囊腺瘤不除外。盆腔 MR 平扫＋强化：子宫腺肌症可能性大，双侧附件区异常信号影，卵巢囊腺瘤不除外。

患者双侧卵巢存在异常，但依据影像学检查不能确认是不是畸胎瘤。与此同时，患者病情继续加重，不能自主进食及小便困难，肢体抽动频繁，合并心率增快，多汗，并有一过性血氧饱和度下降（呼吸频率、节律正常，吸氧后好转），给予镇静治疗效果不明显。先后给予血浆置换（800ml），丙种球蛋白静点（20g/d，疗程 5d），病情仍无缓解。

病毒性脑炎的常规治疗无效，存在抗 NMDA 受体抗体脑炎的证据又不能确诊畸胎瘤，下一步怎么办？妇科探查是目前有可能改变局面的唯一办法，但要不要冒这个风险？如果探查术后不是畸胎瘤怎么办？患者症状依旧不能改变怎么办？经妇科主任会商病例，最终决定，为挽救患者，行腹腔探查。

腹腔镜探查，左侧卵巢切除 $2cm\times1.5cm\times1.5cm$ 囊性物，表面可见毛发，剖视可见头节、毛发，病理证实为成熟型畸胎瘤（图 7-1、图 7-2）。

术后患者症状迅速缓解，术后第 2 天，患者意识转清，不自主运动消失，术后第 4 天患者恢复进食，术后第 7 天，患者可以下地行走。术后第 10 天，患者出院。

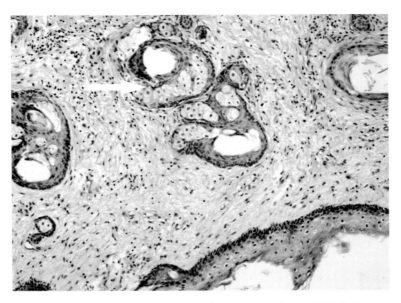

图 7 - 1　患者左侧卵巢囊性物病理切片：HE 染色 100 倍光镜所见，
箭头所示为皮脂腺组织

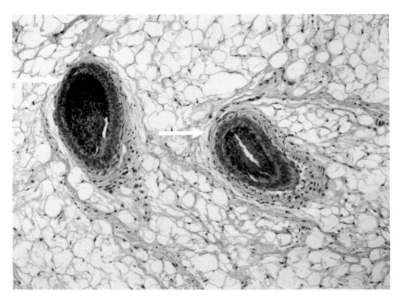

图 7 - 2　患者左侧卵巢囊性物病理切片：HE 染色 100 倍光镜所见，
箭头所示为毛囊组织

【讨论】

抗 NMDA 受体脑炎（anti - N - methyl - D - aspartate receptor encephalitis）是一种自身免疫性脑炎，该病主要表现为精神症状、神经症状、自主神经功能障碍、不自主运动等，其中精神症状占主导地位。因部分患者起病前有病毒感染的前驱症状，并且目前能行抗 NMDA 受体抗体相关检测的实验室很少，大部分患者被误诊为精神病或者病毒性脑炎。该病早期诊断，早期治疗，预后良好。

抗NMDA受体脑炎是2005年由Vitaliani等首先发现报道的一种免疫性脑炎，但当时并未发现抗NMDA受体抗体。2007年Dalmau等首先报道了在病人的血清及脑脊液中发现了抗NMDA受体抗体，才将其定义为一种新型脑炎。Dalmau J等在2011年报道了3年内确诊的100例病人，说明该病不是一种罕见疾病。英国多中心有关脑炎的调查结果显示，抗NMDA受体脑炎占所有脑炎患者的4％，在免疫相关脑炎中占第2位，仅次于播散性脑脊髓炎。抗NMDA受体脑炎常发生于伴有卵巢畸胎瘤的年轻女性，其临床表现包括精神异常、意识障碍、不自主运动和自主神经功能紊乱、癫痫发作等。

1. 发病机制

抗NMDA受体脑炎发病机制尚不清楚。最初抗NMDA受体脑炎仅限于患卵巢畸胎瘤的年轻女性，并称之为青少年非疱疹病毒性脑炎或卵巢畸胎瘤相关性边缘性脑炎。

NMDA受体是由结合甘氨酸的NR1亚单位和结合谷氨酸的NR2亚单位及NR3亚单位组成的异聚体，NR1是受体的功能部分。NR1广泛分布于脑组织神经元上，主要集中在杏仁核、丘脑下部、前额叶皮质和海马，2005年Vitaliani等报道抗NMDA受体脑炎时，发现该受体主要在海马神经元细胞膜表达。

对于合并卵巢畸胎瘤的抗NMDA受体脑炎患者，卵巢畸胎瘤内含有神经组织，异位表达NR1/NR2亚基，作为抗原物质刺激机体产生特定抗体，抗体循环于血清和脑脊液中，作用于许多神经元上的NMDA受体，如GABA能中间神经元、谷氨酸能神经元和多巴胺能神经元，导致多巴胺、谷氨酸调节失衡，产生神经精神症状和运动障碍。由于NMDA受体在前脑中优势表达，患者临床均表现出精神及行为异常。NMDA受体属于胞膜抗原，此种抗原抗体结合引起的免疫性脑炎对抗肿瘤治疗和免疫治疗反应相对较好。

Tachibana等发现，在正常卵母细胞浆中存在NR2参与的免疫反应，这表明正常卵巢内也可表达NMDA受体，这一发现似乎能够解释未合并畸胎瘤女性患者的发病机制。2011年Dalmau等描述了100例抗NMDA受体脑炎病例发现，男性成人和儿童也可发生本病，发病机制尚不清楚。

2. 临床表现

本病临床分期观点不同，有分为三期，有分为五期，各期之间无明显界限。

前驱期　症状不典型，早期多为受凉或病毒感染样症状，许多患者逐渐发展为精神行为异常。

精神症状期　该期常有强迫观念、错觉、幻觉、妄想、躁狂、偏执，行为、性格改变，多被误诊为精神分裂症收入精神科。

无反应期　通常表现为分离性无反应状态，如患者抵制睁眼、对疼痛刺激无反应、口头语言减少和模仿语言（通常伴有模仿动作，如回声现象，模仿检查者的动作）。此期缓和后可出现中枢性通气不足、运动障碍及自主神经功能障碍。

运动过多期　异常运动和自主神经功能紊乱是这一期的最主要表现。典型异常运动：常见口面不自主运动，患者可做鬼脸、咀嚼动作、强制性地下颌张开闭合（可导致口唇、舌或牙齿自伤）。肌张力不全、手足徐动样肌张力不全、舞蹈样运动、间歇性眼偏斜或协同障碍。自主神经功能失调常见高热、心动过速、心动过缓、唾液分泌过多、高血压、低血压、尿失禁、尿潴留。

恢复期　经历过前几阶段后，大多数患者逐渐康复，少数遗留严重残疾或死亡。抗NMDAR脑炎的恢复是一个逐级化的过程，与症状发生的顺序正好相反。随着自主神经功能的稳定，患者逐渐从昏迷中清醒过来，呼吸状况及肌张力障碍逐渐改善，社会行为和执行功能通常最后好转，常需要接受 3～4 个月的住院治疗。

Dalmau J 统计了 100 例抗 NMDA 受体脑炎病人临床表现，其中女性患者占 91％。有前驱症状占 86％，出现精神症状 77％，包括焦虑、激惹、行为异常、妄想或者幻觉，神经症状 23％，癫痫 76％，运动障碍 86％，自主神经功能障碍 69％，中枢性通气不足 66％。

3. 辅助检查

（1）血清学检查一般无特异性发现。

（2）肿瘤标志物无明显异常，极少数患者可出现癌胚抗原和甲胎蛋白阳性。

（3）抗 NMDA 受体脑炎患者头颅 MRI 表现无特异性，约 55％的患者可有液体衰减反转恢复脉冲序列（FLAIR）或 T2 信号增强，主要出现于颞叶中部，极少数可见于胼胝体、脑干等部位，部分患者可出现大脑皮质、脑膜表面或基底节轻度或暂时性强化。

（4）超声检查：一般用于查找肿瘤，多数患者可发现卵巢畸胎瘤。依据 Dalmau 的报告，对 100 例抗 NMDA 受体抗体相关脑炎患者（其中 91 例为女性）进行分析发现，58 例（59％）患者合并肿瘤，绝大部分为卵巢畸胎瘤（35 例为成熟性畸胎瘤，14 例为未成熟性畸胎瘤），其中 12 例患者未满 19 岁，所有的畸胎瘤都含有神经组织成分。

（5）脑电图：可呈现弥散性慢波。

（6）脑脊液检查：为非特异炎性改变，可见白细胞升高，多为淋巴细胞增多，部分患者蛋白水平增高，糖及氯化物含量多正常，偶可见寡克隆区带阳性者。

急性期脑脊液及血清检测到抗 NMDA 受体抗体，为该病的特异性检查项目。伴肿瘤者其抗体滴度较无肿瘤者为高，且症状严重程度与抗体滴度相关，以死亡患者为最高。一般症状改善后患者脑脊液和血清抗体滴度呈平行降低，而症状未改善者将持续增高。我们有 2 例患者均是抗 NMDA 受体抗体阳性，尤其是其中 1 例患者 3 次脑脊液和血抗体阳性。部分患者脑脊液中抗 NMDA 受体抗体滴度较血清中高，提示抗体可在鞘内合成 NMDA。

（7）病理：其中大部分为成熟性卵巢畸胎瘤，少数为纵隔畸胎瘤、睾丸畸胎瘤，甚至小细胞肺癌或神经母细胞瘤。畸胎瘤的发生率与年龄和性别相关，在女性患者中卵巢畸胎瘤的发生率为 62％，男性肿瘤发生率为 21％（睾丸畸胎瘤和小细胞肺癌）。

我们分析 4 例病人的资料，发现有以下特点：颅脑 MR 均未发现病变；脑脊液检查提示非特异性炎性改变；4 例患者均怀疑占位，但妇科超声、盆腔 CT、盆腔磁共振＋强化均无法明确，提示我们高度怀疑抗 NMDA 受体脑炎时可行盆腔探查术；3 例患者血清、脑脊液检查抗 NMDA 受体抗体阳性（病例 1 中 3 次检查抗 NMDA 受体抗体均阳性，周盛年的报道虽无抗 NMDA 受体检测，但切除畸胎瘤后症状好转也可诊断）；3 例病理报告中一例未成熟畸胎瘤，两例成熟型畸胎瘤。

【诊断】

对于抗 NMDA 受体脑炎目前尚无统一诊断标准，目前倾向认为，对于年轻女性患者，出现特征性临床表现：不明原因的精神症状伴痫性发作、不自主运动，记忆丧失、意识水平降低、运动障碍甚至出现中枢性通气不足，特别是伴有卵巢畸胎瘤者，脑脊液和或血清抗 NMDA 受体抗体阳性即可诊断。

【治疗】

目前没有随机对照试验指导抗 NMDA 受体脑炎的治疗，一般认为抗 NMDA 受体脑炎的治疗包括肿瘤切除和免疫治疗在内的联合治疗。免疫治疗的目的是去除抗原，阻止进一步免疫调节引起的神经损伤。一线免疫疗法包括肾上腺皮质激素、丙种球蛋白或血浆置换；部分患者对一线治疗效果不好（多数为不伴有肿瘤的患者），可以使用二线免疫疗法，包括利妥昔单抗和（或）环磷酰胺的单独使用与联合使用。发现肿瘤并尽早切除是治疗该病的关键，不伴肿瘤和诊断较晚患者可直接选用后者。80％的患者在肿瘤切除和使用一线免疫疗法后病情改善；48％的无肿瘤患者使用一线免疫疗法后病情恢复；二线免疫疗法使65％的剩余患者病情改善。

由于卵巢畸胎瘤为良性肿瘤，并且部分患者肿瘤很小，单纯应用免疫治疗而不行手术切除肿瘤疗效如何尚有争论，大部分研究提示仅接受免疫治疗而未行手术切除处理的患者，预后较差。Dalmau 等总结了 100 例抗 NMDA 受体脑炎病例，发现多数患者尽早切除肿瘤对最终获得康复或症状改善很重要。Seki 等认为早期肿瘤切除是促进该病患者完全康复的重要措施，与未行肿瘤切除的患者相比尽早手术能够缩短通气不足和运动障碍的持续时间。但 Iizuka 等的研究发现仅给予免疫治疗也可能使患者病情恢复，但其接受重症监护和通气支持的时间（6～9 个月）显著长于接受肿瘤切除联合免疫治疗的患者（平均 12 周）。因此，对未找到潜在肿瘤或不愿行肿瘤切除的患者，尽早免疫治疗至关重要，免疫治疗使用的时间与预后密切相关，早期使用预后较好。

【预后】

抗 NMDAR 抗体脑炎相对其他类型副肿瘤性脑炎预后好，Dalmau 报道约 75％的患者完全康复或仅遗留轻微残障，其余病情仍重或死亡。遗留轻微残障或最终基本康复的患者，约 85％存在额叶功能失调的表现，包括注意力涣散、计划性降低、冲动和行为失控，约 27％有明显的睡眠障碍，如睡眠过度和睡眠颠倒。抗 NMDA 受体脑炎复发率为 15％～20％，好发于无肿瘤患者、隐匿的畸胎瘤患者，因此应定期复查妇科超声。

有文献报道，在所有病毒性脑炎患者中，存在高热症状的占 90％，但我认为，我们更应该关注不发热的 10％的患者，究竟是什么原因没有表现出应有的发热症状，还是本身就不是病毒性脑炎？对于一个急性脑病患者，治疗上应该扩展思路，考虑到自身免疫性脑炎的可能。

在成功地治愈了这个患者之后，我们又见到了这样两个病例：

女性，22 岁，主因发作性肢体抽搐伴意识丧失 12 天，加重 6 天入院。12 天前出现肢体抽搐伴意识丧失，情况描述不清。6 天前出现双眼向左上凝视，口角向左侧偏斜，四肢强直，可睁眼，不能回答问题，口角抽动，5～10min 发作一次，3～4min 后缓解，发作后有幻觉。当地医院给予口服丙戊酸钠，间断肌注苯巴比妥、安定，仍发作频繁，逐渐出现刻板的不自主运动，左上肢向上伸直，左手屈曲，右上肢屈曲，双下肢强直，每次 1min 左右。查脑 CT 及 MRI 未见异常，脑电图：各导联见阵发性中幅 5～7 个/s θ 波。肌酸激酶 292U/L。当地医院考虑病毒性脑炎合并癫痫，给予阿昔洛韦、甘露醇等药物。患者仍频繁癫痫发作及不自主运动（咀嚼动作），短程视频脑电图：右侧中央区阵发性棘慢波，持续给予咪达唑仑静脉泵入，先后给予苯巴比妥、丙戊酸钠、奥卡西平、氯硝西泮抗癫痫，无效。发病第 14 天行腰穿，压力 330mmH$_2$O，细胞总数 259×10^6/L，白细胞 159×10^6/L，多核细胞 9％，单核细胞 91％。葡萄糖 6.1mmol/L，蛋白、氯化物正常。遂转入我院，复查脑磁共振＋强化未见异常。根据患者病史体征及辅助检查结果，我们想到了抗 NMDA 受体脑炎，进一步检查发现患者脑脊液、血抗 NM-DA 受体抗体阳性。妇科 B 超：左侧附件囊性回声，局限性积液。盆腔 CT：左侧附件密度不均。其后 2 次复查妇科超声，未见异常。上述检查均未明确卵巢占位。多次沟通，患者家属都没有同意腹腔镜探查，我们给予患者甲泼尼龙静脉冲击治疗，并共用免疫球蛋白，剂量为每日 20g 静点，连用 5 天，症状无明确改善。患者逐渐出现肺部感染、低蛋白血症、肝功能异常、电解质紊乱、酸碱平衡紊乱。发病第 50 天患者出现呼吸急促，血氧下降，血气：pH7.32，氧分压 51mmHg。血压 60/40mmHg，加用多巴胺静脉泵入维持血压转入 ICU，给予呼吸机持续辅助呼吸。1 周后患者家属带患者回当地医院治疗。

患者女性，26 岁，2 个月前失恋后出现精神异常，表现为眼神发直、反应迟钝、胡言乱语、打人骂人、并有幻觉。无发热、头痛，无意识不清。外院腰穿检查：脑脊液压力 180mmH$_2$O，脑脊液常规生化正常，给予"更昔洛韦、甲强龙"治疗，幻觉消失，10 天前上述症状再次加重，遂来我院就诊。

入院查体：

神清语利，反应迟钝，高级皮质功能检查欠配合。双侧瞳孔等大等圆，对光反射对称灵敏，眼动充分，未引出眼震，面纹对称，伸舌居中，四肢肌力正常，肌张力腱反射对称，病理反射未引出，脑膜刺激征阴性，右侧肢体可见不自主抖动。

又是一例抗 NMDA 受体脑炎吗？我们进行了常规筛查。脑电图未见异常，磁共振平扫加增强扫描未见异常，脑脊液特异性抗体未见异常，胸腔、腹腔、盆腔影像学检查未见异常。没有发现抗 NMDA 受体脑炎的证据，为了谨慎起见，我们邀请了安定医院会诊，会诊意见：若抗 NMDA 受体阴性，诊断为反应性精神病。1 天之后，抗 NM-DA 受体回报：阴性。患者转入安定医院，经心理及药物治疗，预后良好。

面对一个不典型的脑炎患者，医生要想得多一些，做得多一些，充分考虑到每一个诊断要件。但在有些时候，也需要患者家属的配合。

延伸阅读：

［1］Vitaliani R，Mason W，Aces B，et al. Paraneoplastic encephalitis，psychiatric symptoms，and hypoventilation in ovarian teratoma. Ann Neurol，2005，58（4）：594 - 604.

［2］Dalmau J，Tuzun E，Wu HY，et al. Paraneoplastic anti - N - methyl - D - aspartate（NMDA）receptor encephalitis associated with ovarian teratoma. Ann Neurol，2007，61（1）：25 - 36.

［3］Dalmau J，Gleichman AJ，Hughes EG，et al. Anti - NMDA receptor encephalitis：Case series and analysis of the effects of antibodies. Lancet Neurol，2008，7：1091 - 1098.

［4］Granerod J，Ambrose HE，Davies NW，et al. Causes of encephalitis and differences in their clinical presentations in England：A multicenter，population based prospective study. Lancet Infect Dis，2010，10（12）：835 - 844.

［5］Iizuka T，Sakai F，Mochizuki H. Update on anti - NMDA receptor encephalitis. Brain Nerve，2010，62（4）：331 - 338.

［6］Tachibana N，Shirakawa T，Ishii K，et al. Expression of various glutamate receptors including N - methyl - D - asparate receptor （NMDAR）in an ovarian teratoma removed from a young woman with anti - NMDAR encephalitis. Intern Med，2010，49（19）：2167 - 2173.

［7］商敏，郝增平，靳家玉. 卵巢未成熟畸胎瘤致抗 NMDA 受体抗体副肿瘤性边缘系统脑炎一例. 中国妇产科临床杂志，2011.（5）：388 - 389.

［8］周盛年，付秀鑫，刘艺鸣. 畸胎瘤相关性副肿瘤边缘叶性脑炎一例. 中华神经科杂志，2009，42：686 - 688.

［9］Seki M，Suzuki S，Lizuka T，et al. Neurological response it early remove of ovarian teratoma in anti - NMDAR encephalitis. J Neurosurg Psychiatry，2008，79（3）：324 - 326.

［10］Iizuka T，Sakai F，Ide T，et al. Anti - NMDA receptor encephalitis in Japan：Long - term outcome without tumor removal. Neurology，2008，70（7）：504 - 551.

［11］Schimmel M，Bien CG，Vincent A，et al. Successful treatment of anti - N - methyl - D - aspartate receptor encephalitis presenting with catatonia. Arch Dis Child，2009，94（4）：314 - 316.

第8章 中枢神经系统真菌感染疾病

任何一个神经科医生在做腰穿的时候都会不假思索地开出常规、生化、革兰染色、抗酸染色和墨汁染色这几张化验单，但有几个医生见到过阳性染色结果呢？记得当年有一个患者，脑脊液墨汁染色可见满视野菌丝，大夫们一起赶到实验室去看显微镜，兴奋劲儿还没过去，又有消息传来：那个患者的 HIV 抗体阳性，大家又开始仔细回想在与这个患者接触的每一个细节是不是做到了严格消毒，是不是有什么遗落的细节，一时间人心惶惶。

真菌广泛地存在于自然界，也存在于正常的人体，当人们的免疫功能出现缺陷时，这些潜伏者和不速之客就蠢蠢欲动，兴风作浪。这里所说的免疫缺陷，往往和艾滋病、恶性肿瘤、长期服用免疫抑制剂联系在一起。如果在临床确诊了一个中枢神经系统真菌感染的患者，在积极治疗的同时，一定要完善检查，力求找到造成免疫功能缺陷的原因。只有找到了原因，才能给予患者更有效的治疗。

病例 10

【主　诉】男性，46 岁，间断发热 9 年，发作性头痛 8 年半，加重 2 个月

【现病史】

男性，46 岁，9 年前无诱因发热，体温波动于 38.5～39℃，未行系统诊治，约 6 个月后出现头痛，表现为全脑持续性胀痛，口服"去痛片"后可短暂缓解。伴恶心，无呕吐，无视物模糊，无言语不清，无肢体运动障碍。遂于当地医院就诊，影像学示颅内左额、左眶区病变，经鼻左眶区组织活检病理诊断为"非霍奇金淋巴瘤"；给予化疗、放疗（具体化疗药物疗程及放疗剂量不详），遗留左眼完全失明及发作性头痛，头痛发作无明确规律，每月 2～3 次，每次持续数小时，发作时伴恶心，偶有呕吐，呕吐后头痛可减轻，自服"去痛片"，未再行头颅影像学检查，在此期间，语言功能正常，生活可自理，2 个月前无明确诱因头痛加重，再次表现为全脑持续性胀痛，1 个月余前开始午后低热，体温最高可达 38.2℃，无视物模糊，无肢体运动障碍，于当地医院输液抗炎（具体药物不详）治疗 1 个月余病情未见好转。复查头颅 MRI 示双侧额叶、左眼眶见多个大小不等的环形强化病灶，周围大面积水肿，双筛窦黏膜增厚，与病变区分界不清，中线右移，两侧脑室、胼胝体压部受压，视神经下移。遂来我院就诊。

【既往史、个人史及家族史】

鼻窦炎病史 12 年，7 年前行鼻甲切除术。

【神经系统专科查体】

精神智能状态：意识清楚，言语流利，定向力、理解力、计算力、远、近记忆力大致正常，不能完成 100－7 等简单计算，情感反应正常，查体合作。

脑神经：

Ⅰ：未查。

Ⅱ：右眼视力 1.0，左眼无光感。右眼视野检查大致正常，右视盘（视神经乳头）边界

稍模糊，左视盘边界清，色苍白。

Ⅲ、Ⅳ、Ⅵ：左瞳孔直径 3mm，直接光反应消失，间接光反应灵敏，右瞳孔直径 3mm，直接光反射灵敏，间接光反应消失，左眼睑下垂，左眼球内收不能、可轻度外展，右眼外展内收露白约 2mm。

Ⅴ：双侧面部针刺觉对称存在，双侧角膜反射灵敏，下颌反射未引出。

Ⅶ：双侧面纹对称，鼻唇沟对称。

Ⅷ：双耳听力粗测正常。

Ⅸ、Ⅹ：悬雍垂居中，双侧软腭抬举力正常对称，咽反射存在。

Ⅺ：转颈、耸肩对称有力。

Ⅻ：伸舌居中，无舌肌萎缩、纤颤。

运动系统：肌肉容积正常，四肢肌力 5 级，四肢肌张力正常。

共济运动：双侧指鼻、轮替、跟膝胫实验稳准，Romberg 征阴性。

步态：正常步态。

反射：四肢腱反射对称，双侧病理征阴性。

感觉系统：深浅感觉正常对称。

脑膜刺激征：阴性。

【辅助检查】

脑脊液检查：腰穿压力＞330mmH₂O；脑脊液常规正常；蛋白 1.86g/L，糖、氯化物正常。镜检未见结核分枝杆菌、隐球菌；培养无细菌生长。IgG：2.26g/L，IgA＜0.24g/L，IgM＜0.21g/L，均较正常值偏低。脑脊液细胞学分析见少量中性白细胞、淋巴细胞，未见肿瘤细胞。

头 MRI：左侧眶内、前颅凹底、左侧海绵窦可见等 T1 短 T2 异常信号占位病变，边界欠清，约 45mm×35mm×20mm 大小，双额可见多发囊性占位病变，边界欠清，双额白质、双侧外囊可见水肿影，双侧脑室受压变形，副鼻窦可见长 T1、T2 异常信号。增强扫描可见不规则强化影（图 8-1）。

颅内环形强化病灶是神经影像学一个很有特色的现象。它主要见于颅内感染、肿瘤、脱髓鞘病等。颅内感染包括寄生虫、脑脓肿；肿瘤又见于颅内原发肿瘤和转移癌。根据患者曾诊断淋巴瘤，并有放疗、化疗史，我们考虑诊断主要集中在肿瘤和以真菌为代表的特殊感染。入院后经抗感染及对症支持治疗，症状未见好转，为了争取时间，我们与神经外科共同讨论了病例，在征得患者同意后，于全麻下行内镜经左鼻孔入路取蝶窦筛窦病变活检术。

病理显示送检组织内可见纤维组织增生，病灶性淋巴细胞、浆细胞渗出，纤维母细胞增生，坏死组织内多量真菌菌丝、碎骨组织，髓腔内纤维组织异常增生（图 8-2）。

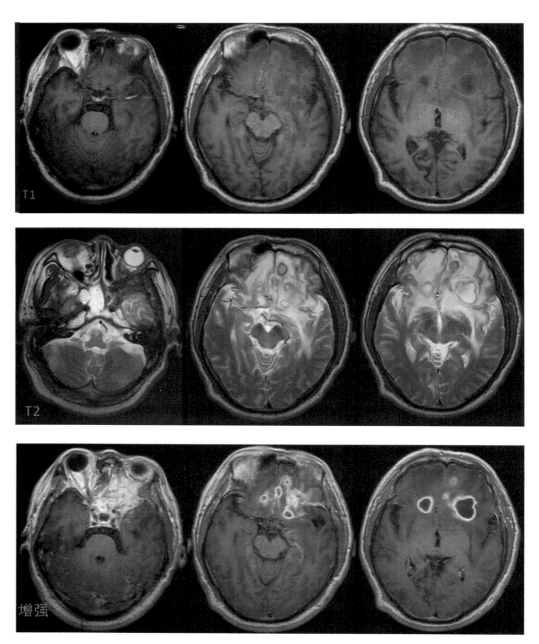

图 8-1 头 MRI 扫描：T1、T2 像及增强扫描

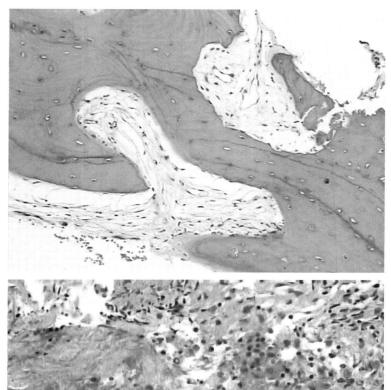

图 8 - 2 活检组织 HE 染色

患者确诊为颅内多发真菌性肉芽肿，遂转入神经外科手术治疗。

【讨论】

人类真菌病可分为四种类型：感染皮肤的表浅真菌病，感染脏器的深部或全身真菌病，机会性感染真菌病和亚急性真菌病。后三种真菌病均为在真菌血症的基础上，随血行播散到中枢神经系统，产生脑膜炎、脑膜脑炎、血管炎、脓肿或肉芽肿，其中 IFG 不常见，且死亡率高（50%～63%）。

真菌性肉芽肿属深部真菌感染，因此凡能引起深部组织感染的真菌，均可以是本病的致病菌，如新型隐球菌、曲霉、球孢子菌、类球孢子菌、诺卡菌、放线菌、荚膜组织胞浆菌、芽生菌、分枝孢子菌、念珠菌、波伊德霉样真菌、藻菌等，但以隐球菌、曲霉菌和放线菌多见。近年来，由于抗生素、激素和免疫抑制剂在临床上广泛应用，器官组织移植手术推广，以及医务人员对真菌病认识的提高，真菌感染的发生率有增加趋势。在自然界中真菌分布很广泛，很多真菌是条件致病菌，寄生在人体中，当人体抵抗力降低时，它们乘虚而入，可侵犯肺、脑膜和脑、脊髓、皮肤、淋巴结、肠、肝、脾、肾上腺等脏器等。真菌入侵脑的方式，常先从呼吸道吸入，形成肺部病灶，再由肺经血行播散于全身器官和入颅，少数真菌（如曲霉菌、放线菌和芽生菌）可经头面部的口腔、鼻腔、鼻旁窦、眼眶、脊椎骨等处的病灶直接侵入中枢神经系统，个别病例可经腰穿、手术植入而发生脑部真菌感染。患有单核巨噬细胞系统恶性肿瘤、糖尿病等病人较易发生本病。新型隐球菌是隐球菌属唯一的致病菌，对中枢神经系统有特殊的亲和力，也是颅内真菌感染中最常见的一种。

中枢神经系统真菌感染多呈慢性或亚急性发病，发病隐匿，早期全身反应不明显，后期出现的颅高压症状和神经定位体征缺乏特异性，因此临床诊断比较困难，常被误诊为脑肿瘤、结核性脑膜炎等。致病菌主要有新型隐球菌、曲霉菌、毛霉菌、念珠菌、丝孢菌和马杜拉霉菌等，其中毛霉菌是形成 IFG 最常见的病原菌。

真菌常由呼吸道侵入人体内形成病灶，再由肺部经血液循环播散到脑及脑膜。少数真菌如毛霉菌、放线菌可经五官、颅骨、脊椎骨病灶直接侵入脑脊膜。个别病例可经腰椎穿刺发生感染。

原发性颅内真菌感染多见于热带人群、长期与鸟类接触者、动物皮毛加工者及机体抵抗力较差者。继发性颅内真菌感染的高发人群，主要是接受免疫抑制治疗的白血病、器官移植、结缔组织病者、艾滋病和糖尿病患者，以及大剂量应用抗生素者。

CNS 真菌感染的主要危险因素（表 8-1）：

表 8-1　CNS 真菌感染的主要危险因素

危险因素	免疫缺陷	主要易感菌
HIV/AIDS	T 细胞	Cryptococcus neoformans 新型隐球菌 Coccidioides immitis 粗球孢子菌 Histoplasma capsulatum 荚膜组织胞浆菌 Penicillium marneffei 马尼弗青霉菌 Aspergillus sp. 曲霉菌属
白血病/中性粒细胞减少	粒细胞	Aspergillus sp. 曲霉菌属
造血干细胞移植	T、B 和粒细胞；屏障破坏 留置导管 免疫抑制剂	Aspergillus sp. 曲霉菌属
皮质类固醇	单核细胞和巨噬细胞 补体和免疫球蛋白受体	Cryptococcus neoformans 新型隐球菌 Candida sp. 念珠菌属
肿瘤坏死因子抑制剂	细胞因子 T 细胞和 B 细胞信号	Cryptococcus neoformans 新型隐球菌 Histoplasma capsulatum 荚膜组织胞浆菌 Aspergillus sp. 曲霉菌属 Zygomycetes 接合菌 Fusarium sp. 镰刀菌属 Pseudallescheria boydii 波氏假霉样真菌 Pigmented molds 着色真菌

IFG 感染途径有以下 4 种：①直接感染：如开放性外伤或开颅手术感染；②血行播散：如肺部原发病灶经血源性播散至颅内；③邻近感染：如中耳炎，副鼻窦炎；④隐源性：真菌感染的易感因素包括营养状况差、滥用药物（抗生素、镇痛药、抗结核、激素、免疫抑制剂）、高龄、患恶性肿瘤、免疫功能缺陷和寄生虫感染等。

感染使脑膜局限性或广泛性形成不规则的肉芽肿，有淋巴细胞、浆细胞或多核巨细胞浸润。脑呈不同程度的水肿，真菌沿血管周围和软脑膜下聚集，形成多数小囊样病灶，呈急性或慢性化脓性炎症反应，甚至形成脑脓肿或肉芽肿，多位于脑实质内，偶见于脑室内。在脓肿和肉芽肿中可见大量真菌体或菌丝。不同种类的真菌感染，引起的病理变化也不相同，白念珠菌常引起小灶性化脓和肉芽肿，隐球菌早期形成胶冻样病变，无纤维包膜，晚期则形成肉芽肿，放线菌主要形成多发性脓肿和肉芽肿，脓肿壁呈黄色，脓液含"硫磺颗粒"。慢性病程者常有广泛脑萎缩。

中枢神经系统真菌感染起病常隐匿，表现为慢性或亚急性过程。从发病至出现明显的临床表现常需 4 周以上，有的甚至可持续数年。早期症状不典型，发热不明显，后期随着感染发展、炎症性水肿的加重、慢性肉芽肿或脓肿的形成，出现颅高压症状；此外由于感染累及脑膜、皮质和皮质下脑组织，可出现癫痫或局灶性神经系统定位体征等。但亦有部分患者可急性起病，尤其是在严重免疫力低下时。临床表现并无特异性，但颅内压增高随病情进展更为突出，病情常呈波动性，有时仅对症处理后，也会出现病情缓解的假象。本例患者以头痛起病，逐渐出现低热，以及部分脑神经受累表现，病程中应用脱水降颅压等对症支持治疗后，头痛症状曾一度缓解，但复查影像却发现病灶明显扩大。

颅内原发性真菌感染早期症状明显时，脑脊液涂片或培养可明显提高诊断率，病程发展至后期则表现为肉芽肿，此时脑脊液涂片几乎查不出致病菌，真菌培养的阳性率也较低（31％）。本例患者发病后行脑脊液检查除蛋白偏高外未发现任何特异性结果，与文献报道相符。

颅内原发性真菌感染的后期病理表现主要是真菌性肉芽肿，影像学上常表现为占位病变。IFG 的 MRI 特点报道较多，不同病原菌所致 IFG 肿有不同的 MRI 特征。MRI 上斑点状或颗粒状强化有别于肿瘤，是真菌肉芽肿特征性表现。文献报道 IFG 最常见部位为额叶、颞叶。其他部位为顶叶、颞顶叶、前颅窝、中颅窝、鞍区和鞍旁区、后颅窝。本患者病变位于额叶和前颅窝，表现为环形强化。

对于有明确感染途径或易感因素的患者，或者疑似真菌感染的患者，进行 MRI 或立体定向活检有助于早期诊断。立体定向活检、组织培养和血清学是颅内真菌感染最可靠的诊断方法。

本例患者为慢性隐袭性病程，虽无真菌感染史及养鸽史，但左眶区非霍奇金淋巴瘤诊断明确，经放疗化疗及抗炎治疗，外院检查免疫球蛋白低，存在免疫力低下及长期间断大量应用抗生素史；且存在多年副鼻窦炎病史，曾行鼻甲切除术，存在易感因素。影像学有多发颅内病灶，故考虑真菌感染的可能性较大；但患者入院前未经抗真菌治疗，症状曾有一度好转，且脑脊液涂片、培养均未能检出病原菌，故未能确诊。另外，患者既往左眶球后非霍奇金淋巴瘤诊断明确，该病常见于成年男性，临床表现无特异性，常见症状为头痛、头晕和呕吐，也可表现为精神状态改变、语言障碍、走路不稳、癫痫等，常伴有肢体力弱、感觉减退等体征，磁共振成像（MRI）表现多有斑片状强化灶，病变可发生在额叶、颞叶及基底节区，大多数病灶位于靠近中线的脑实质深部；此次以头痛起病，影像学提示双侧额叶见多个大小不等的环形强化病灶，周边水肿明显，故多考虑为原位非霍奇金淋巴瘤复发。后经病理检查证实为真菌性肉芽肿。

真菌感染一旦形成肉芽肿，药物治疗则难以消除，手术切除为主要手段，但手术前后都需要抗真菌药物治疗，并对原发感染灶进行系统治疗。

1. 开颅病灶切除术 手术方法同脑结核球、脑结核性肉芽肿。术前、术后皆需继续药物治疗。

2. 药物治疗 目前常用的一些抗真菌药物，包括：

①多烯类：两性霉素 B 以及其衍生物脂质制剂（脂质体两性霉素 B 和两性霉素 B 脂质复合物）。对于重症真菌感染，脱氧胆酸两性霉素 B 仍是治疗首选，其脂质制剂（脂质体两性霉素 B 和两性霉素 B 脂质复合物）肾毒性较小，推荐用于肾功能不全或同时应用多种肾毒性药物患者。

两性霉素 B 目前仍是治疗中枢神经系统隐球菌感染的首选药物，首次剂量 1mg/d，静脉滴入，注意本药禁忌溶于生理盐水中。以后根据病人的耐受性每天增加 2～5mg，直至 1mg/（kg·d），但浓度不能超过 0.1mg/ml，每次静脉滴入的时间至少 6h，并避光。如用药期间副作用明显，则不宜继续加量，严重者须停药数天，一次用药可维持 24～48h，故可每天或隔天 1 次。治疗期间可每周做腰椎穿刺，送脑脊液培养，培养阴性后再持续治疗 4 周。

如疗效不佳或肾功能不良需减量时，可采用鞘内或脑室内注射，0.1mg 加 1～2ml 注射用水，再用脑脊液 5ml 稀释，缓慢注入并反复用脑脊液稀释，可逐渐加量直至达 0.5mg，每周可重复 2～3 次，但总量不能超过 1.5mg。

毒性反应包括发热、寒战、恶心、呕吐、食欲缺乏、全身酸痛和静脉炎等，个别病人可出现不同程度的肝、肾功能损害、血小板减少、心律失常和血钾降低等，如用药前加用地塞米松和异丙嗪（非那根）等，可减轻副作用，但须治疗量已加足时再用激素，以免真菌扩散。

新型隐球菌合成荚膜时需要维生素 B_1，故应用两性霉素 B 治疗过程中避免使用硫胺，并注意低硫胺饮食 3 个月以上。

氟胞嘧啶口服有效，且能通过血-脑脊液屏障，剂量为 50～150mg/kg，分次每 6 小时服用 1 次。本药最好以每天 150mg/kg 与两性霉素 B 0.3mg/（kg·d）的剂量合用，既可以减少两性霉素 B 的毒性，还可以减少真菌耐药性的出现，全疗程共 6 周。最严重的副作用为骨髓抑制，此时可以单独使用两性霉素 B 治疗。

②三唑类：唑类抗真菌药的母环上有 3 个氮原子。临床上应用的唑类药物有酮康唑、伊曲康唑、氟康唑、伏立康唑和泊沙康唑。唑类以 14-α-脱甲基酶为靶点，14-α-脱甲基酶的作用是介导羊毛固醇转化为麦角固醇。多数唑类药物与许多其他药物如环孢素、地西泮、他汀类易发生相互作用，故对于接受该类药物治疗患者，建议测定血药浓度，以确认药物被吸收并指导下一步的治疗方案（AⅡ）。对于肾功能不全（肌酐清除率＜50ml/min）患者，建议氟康唑用量减少 50%（BⅢ）。唑类药物禁用于妊娠妇女，妊娠妇女可选用两性霉素 B，因为两性霉素 B 及其脂衍生物的妊娠安全等级为 B 级，而氟康唑、伊曲康唑和泊沙康唑为 C 级，伏立康唑则为 D 级。早期研发的唑类药物如酮康唑还对甾体激素水平和肾上腺功能有副作用。血液透析患者每次透析后均需要重新服药。

③棘白菌素类：棘白菌素是一类全新的抗真菌药物，其作用机制是通过抑制 1，3-β 葡

聚糖合成酶复合物的形成而破坏真菌细胞壁，故被称作抗真菌药物中的青霉素。目前可供使用的有 3 种：卡泊芬净、米卡芬净和阿尼芬净。

对于占位效应明显的肉芽肿，应及时采用手术治疗，切除病变降低颅内压，阻断炎症的进一步发展，并可明确致病菌，为药物治疗打下基础。经病理诊断明确后，根据致病菌的菌种采用相应抗真菌药物及时治疗；病变全切除者，新型隐球菌性肉芽肿用药时间至少 1 个月，曲霉菌或毛霉菌肉芽肿用药 3 个月；部分切除者直至病变完全消失后 1 个月。颅内真菌性肉芽肿治疗效果差，死亡率高，单纯药物或手术治疗有限，手术和药物联合应用则疗效明显提高，文献报道经手术和药物治疗，大多数患者预后良好。但对全身情况差，颅内病变进展快者，应考虑真菌性肉芽肿继发真菌性脓肿或败血症的可能，此类患者预后差。

延伸阅读：

［1］ Sharma BS，Khosla VK，Kak VK，et al. Intracranial fungal granuloma. Surg Neurol，1997，47：489 - 497.

［2］ Young RF，Gade G，Grinnell V. Surgical treatment for fungal infections in the central nervous system. J Neurosurg，1985，63：371 - 381.

［3］ Dubey A，Patwardhan RV，Sampth S，et al. Intracranial fungal granuloma：Analysis of 40 patients and review of the literature. Surg Neurol，2005，63：254 - 260.

［4］ Sundaram C，Umabala P，Laxmi V，et al. Pathology of fungal infections of the central nervous system: 17 years' experience from southern India. Histopathology，2006，49：396 - 405.

［5］ Nadkarni T，Goel A. Aspergilloma of the brain：An overview. J Postgrad Med，2005，51 Suppl 1（1）：37 - 41.

［6］ 张明广，车晓明，徐启武，顾士欣，孙兵，寿佳俊，刘晓东. 颅内原发性真菌肉芽肿. 中国临床神经科学．15（3）：314 - 317.

［7］ Middelhof CA，Loudon WG，Muhonen MD，et al. Improved survival in central nervous system aspergillosis：A series of immunocompromised children with leukemia undergoing stereotactic resection of aspergillomas. Report of four cases. J Neurosurg，2005，103：374 - 378

［8］ Clemons KV，Parmar R，Martinez M，et al. Efficacy of abelcet alone，or in combination therapy，against experimental central nervous system aspergillosis. J Antimicrob Chemother，2006，58：466 - 469

［9］ 张忠，江涛，陈宝师. 颅内真菌性肉芽肿三例及文献复习. 中华神经外科杂志，23（3）：208 - 210.

［10］ 翁心华，朱利平. 中枢神经系统真菌感染的诊治要点. 中华传染病杂志，25（4）：250 - 252.

［11］ 刘巧，吕晓菊. 中枢神经系统真菌感染的研究进展. 华西医学，22（3）：654 - 657.

［12］ Limper AH，Knox KS，Sarosi GA，et al. An official American thoracic society statement：Treatment of fungal infections in adult pulmonary and critical care patients. Am J Respir Crit Care Med，2011，183（1）：96 - 128.

病例 11

【主　诉】女性，65 岁，发热 3 个月余，认知功能障碍及四肢活动障碍 40 余天

【现病史】

女性，65 岁，3 个月前患者无诱因出现发热、寒战，体温最高 39.6℃，伴有咳嗽、咳黄色黏痰，发热多在下午及夜间，自己口服"白加黑"治疗无效。于当地医院就诊，查胸部 CT 示双肺间质纤维化伴右肺上叶肺大疱形成，查肿瘤五项、免疫全套、弓形虫抗体、肺炎支原体抗体、肺炎衣原体抗体、血培养均为阴性，按"肺部感染"予以"莫西沙星"等抗生素应用 40 余天，体温仍未下降，予以"地塞米松 5mg/d"应用 4 天，继之以"泼尼龙 30mg/d"应用 5 天，治疗期间体温正常，停药后体温再次上升。考虑病毒性肺炎，予以"更昔洛韦"治疗，用药期间仍有发热，出现恶心、呕吐，3 天后停用。发病 54 天时予以"利福平""异烟肼""乙胺丁醇""吡嗪酰胺"抗结核治疗，2 天后体温下降，10 天后体温正常出院。40 天前患者出现表情淡漠，言语减少，四肢无力，左侧明显，行走需他人搀扶，无意识不清，无剧烈呕吐，无肢体抽搐，无二便障碍。病情进展迅速。1 周前出现睡眠增多、吞咽困难、言语障碍及四肢活动障碍，生活完全不能自理，瘫痪在床。遂来我院就诊。

【既往史、个人史及家族史】

"慢性胆囊炎"病史 10 年，每年均有发作，自行口服中成药后好转。"高血压病" 3 年，血压最高 160/100mmHg，平素口服降压药后血压控制可，3 个月来未服药。青霉素过敏。

【神经系统专科查体】

精神智能状态：嗜睡状态，疼痛刺激可唤醒，可回答简单问题，言语含糊不清，疼痛刺激结束后迅速入睡。记忆力、定向力、理解力检查不能完成，查体合作欠佳，高级智能检查不合作。

脑神经：

Ⅰ：未查。

Ⅱ：双眼视力、视野检查不合作，眼底未能窥入。

Ⅲ、Ⅳ、Ⅵ：双侧瞳孔等大等圆，直径 3.0mm，直接间接对光反应灵敏，未见眼震，眼球运动检查不合作。

Ⅴ：双侧面部针刺觉检查不配合，双侧角膜反射灵敏，下颌反射未引出。

Ⅶ：左侧鼻唇沟浅，口角不偏。

Ⅷ：双耳听力检查不合作。

Ⅸ、Ⅹ：悬雍垂居中，双侧软腭抬举力正常对称，咽反射存在。

Ⅺ：检查不合作。

Ⅻ：检查不合作。

运动系统：肌肉容积正常，左侧肢体肌力 0 级，右侧肢体肌力 4 级，四肢肌张力折刀样增高。

共济运动：检查不合作。

步态：检查不合作。

反射：四肢腱反射对称活跃，左侧 Rossolimo 阳性，双侧 Babinski 征阳性。

感觉系统：检查不合作。

脑膜刺激征：阴性。

【辅助检查】

胸部 CT 示双肺间质纤维化伴右肺上叶肺大疱形成（图 8-3）。

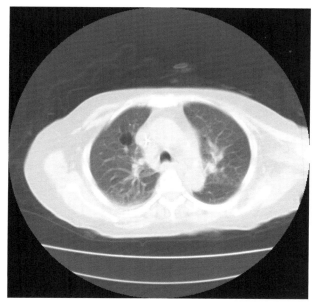

图 8-3 患者胸部 CT 检查

头颅 MRI（入院早期）：脑实质内多发点状异常强化信号：①感染性病变；②转移瘤（图 8-4）。

头颅 MRI（抗真菌治疗 1 个月后）：脑内多发结节灶：感染性病变可能性大（与早期相比部分病灶呈环形改变）（图 8-5）。

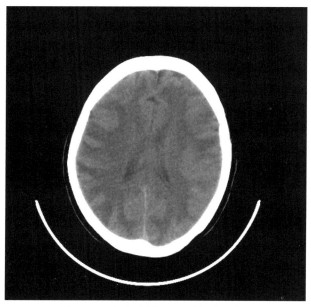

图 8-4 患者头颅 MRI（入院早期）

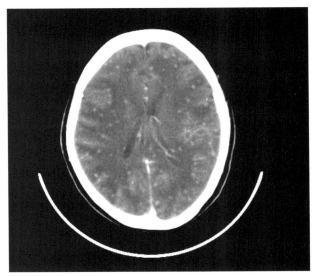

图 8 - 5　头颅 MRI（抗真菌治疗 1 个月后）

腹部电脑超声：副脾。

泌尿系超声：右肾实性结节。

脑脊液镜检：见大量孢子。

真菌镜检及培养：无真菌生长。

咽拭子培养：白念珠菌生长。

【诊疗经过】

慢性高热、意识水平下降伴局灶性中枢神经系统损伤症状，很容易令我们想到中枢神经系统感染性病变，但病原体是什么呢？病毒、结核分枝杆菌还是真菌？患者于外院先后应用了抗细菌、抗病毒和抗结核治疗，似乎效果不理想。入院后腰穿脑脊液镜检可见大量孢子，结合咽拭子所见白念珠菌，我们把抗感染的目标锁定在抗真菌感染。

入院后予以两性霉素 B 联合氟康唑抗真菌治疗，同时予以保肝、营养神经治疗，患者治疗过程中在两性霉素 B 加量至 40mg/d 时开始反复出现发作性的寒战、高热伴低钾血症、血小板减少、贫血，考虑两性霉素 B、氟康唑胶囊药物毒副作用所致，经激素、抗过敏治疗后症状改善不明显，停用氟康唑胶囊及两性霉素 B 后，症状逐渐好转，体温恢复正常，贫血较前改善。后又逐渐加用抗真菌药物。治疗约 2 个月时症状减轻。复查头颅 MRI 颅内病变较前明显好转。

【讨论】

颅内真菌性肉芽肿（intracranial fungal granuloma，IFG）是一种颅内慢性或亚急性真菌感染性局限性炎症。其发病率低、临床表现缺乏特异性，其诊断和治疗均较困难。

白假丝酵母菌（Candida albicans）又称白念珠菌，广泛存在于自然界，也存在于正常人口腔、上呼吸道、肠道及阴道，一般在正常机体中数量少，不引起疾病，为条件致病性真菌。本菌细胞呈圆形或卵圆形，很像酵母菌，直径为 $3 \sim 6\mu m$，比葡萄球菌大 $5 \sim 6$ 倍，革兰阳性，但着色不均匀，以出芽方式繁殖。在病灶材料中常见真菌细胞出芽生成假菌丝，假菌丝长短不一，并不分枝，假菌丝收缩断裂又成为芽生的菌细。此真菌正常情况下呈卵圆形，白假丝酵母菌与机体处于共生状态，不引起疾病。当某些因素破坏这种平衡状态时，白假丝酵母菌由酵母相转为菌丝相，在局部大量生长繁殖，引起皮肤、黏膜甚至全身性的假丝酵母菌病。当机体的正常防御功能受损可导致内源性感染，如创伤、抗生素应用及细胞毒药物使用致菌群失调或黏膜屏障功能改变、皮质激素应用、营养失调、免疫功能缺陷等情况时。白假丝酵母菌为双相菌，正常情况下一般为酵母相，致病时转化为菌丝相。因此在细胞涂片或组织切片中发现假菌丝是假丝酵母菌感染的重要证据。

中枢神经系统念珠菌（Candida）感染以白念珠菌（Candida albicans）最常见，多发生在应用广谱抗生素和激素治疗后。一些慢性疾病如肾炎、糖尿病也有助于念珠菌感染，这时寄生在患者口腔、阴道、肠道的真菌繁殖增加，而致各系统真菌感染，最终血行扩散至CNS，形成脑脓肿、慢性脑膜炎。念珠菌属是最常见的条件致病菌，但累及 CNS 的病例报道不多，国内报道总数不到 100 例，可能与氟康唑等三唑类抗真菌药物的广泛应用有关。

其他常见引起中枢神经系统感染的真菌有其相应的特征。隐球菌在自然界中广泛存在，鸽粪是球菌的重要传染源。新型隐球菌既可引起免疫功能正常者感染，也是 HIV 感染者最常见的机会性真菌感染。占中枢神经系统感染菌的 48％。毛霉菌存在于土壤、鸟类粪便、腐败的有机物和食品中，其小孢子经呼吸道引起感染。曲霉菌通过空气播散，因此肺多见。其中 10％～20％可发生其他部位播散，特别是向中枢神经系统播散。曲霉菌是引起器官移植者中枢神经系统局部感染最常见病因。临床分离的曲霉菌包括：烟曲霉菌、黄曲霉菌、土曲霉菌和黑曲霉菌。

中枢神经系统念珠菌感染主要有以下 3 种类型：①脑膜脑炎型，主要由血行播散所致，常继发于消化道或呼吸道感染，经血循环或深静脉导管引起，好发于低体重早产儿，以及有严重免疫功能低下的基础疾病患者。常累及脑实质，呈弥漫性改变，并伴有多发性微小脓肿形成。②脑膜炎型，常继发于颅脑外伤或颅脑外科手术后，尤其是脑脊液脑室外引流术后。③原发性颅脑念珠菌肉芽肿病，少见，感染方式尚不清楚，颅内可见孤立性大脓肿或肉芽肿形成，病情进展往往较为缓慢，易误诊为脑肿瘤。

中枢神经系统白念珠菌感染的常见临床表现有发热、头痛以及不同程度的意识障碍等，可有脑膜刺激征，可有脑神经及锥体束损害。但视神经乳头水肿及颅内压增高相对不明显。影像学表现无特异性，早期可无症状，后期可有脑膜损害，可有脑实质局灶性病变，有文献报道出现以下特征可提示真菌感染：①多发病灶体积较小，单发病灶位置深在，脓肿壁厚且不规则、不连续，"开环征"为其特征表现。②脑实质内病灶呈多灶性、多态性损害，可并发脑梗死、脑出血、脑膜（脑）炎、局部硬膜下（外）脓肿等。③T2WI 上呈略低信号影。④真菌性脑膜炎有典型铸型强化，影像学难与其他类型脑膜炎鉴别。中枢神经系统白念珠菌感染脑电图也呈非特异性改变，和其他真菌感染相似，主要为弥漫性中-高幅慢波增多，在病变部位明显处有慢波局限性改变，其异常变化与病变位置一致。异常性慢波是在脑细胞受损时出现，无论损害原是什么，慢波的出现是神经元生理功能障碍在脑电图上的反映。慢波频率越慢，出现越多，其异常程度越大，预后越差。如果临床症状改善时脑电图亦相应好转，表现为慢波频率增快，波幅降低，α波复现。脑电图动态观察可作为监测真菌性脑膜脑炎的病情发展、评价治疗效果以及判断预后的重要指标之一。外周血白细胞轻度增高，脑脊液多无色、透明，早期脑脊液糖、氯化物、蛋白变化不明显，随病情进展，糖、氯化物降低，蛋白增高，脑脊液病原体镜检阳性率低，脑脊液培养阳性率高且准确。临床上易与结核性脑膜炎混淆。念珠菌性脑膜炎与其他真菌性脑膜炎临床表现及脑脊液常规生化表现相似，鉴别须靠脑脊液涂片或培养。

中枢神经系统白念珠菌感染临床表现不特异，脑脊液常规及生化检查同其他细菌感染，尤其结核分枝杆菌感染差异不大，脑电图检查不特异，但白念珠菌为条件致病菌，发病多有特定的诱因，影像学表现可有一定特征，因此对于有特定诱因致免疫力低下的病人如出现中枢神经系统感染症状，一定要进一步检查，要反复多次行脑脊液培养。念珠菌脑病确诊主要靠脑脊液培养阳性，若在普通琼脂培养基、血琼脂培养基及沙堡弱琼脂培养基室温培养 2～3 d 后，可出现典型的类酵母菌落，移种到玉米粉琼脂培养基培养后，见到假菌丝、真菌丝和厚膜孢子，则可诊断为白念珠菌脑膜炎。

中枢神经系统白念珠菌感染的治疗和其他中枢神经系统感染一样，最重要的是抗真菌治疗，同时对症治疗，部分可能需要外科手术治疗，其指征包括：①诊断不明患者，需做脑实质或脑膜活检；②急性或慢性颅内压升高者，需行脑室引流（或分流）术；③脑脓肿或肉芽肿者也可考虑手术切除；④如果念珠菌性脑膜炎系脑室引流术所致，建议在有效抗真菌治疗的同时，应拔除或置换该导管。虽有报道单纯拔除脑室外引流管治愈者，但多数学者建议拔除导管后应继续给予抗真菌药物治疗。

中枢神经系统白念珠菌感染因发病率低，目前抗真菌治疗最佳方案尚缺乏随机对照临床研究。目前治疗 CNS 真菌感染的药物主要有 AmB、AmB 脂质体、氟康唑、5-氟胞嘧啶、伊曲康唑、伏立康唑、卡泊芬净等。AmB 是一种多烯类杀真菌药，具有广谱抗真菌作用，效果显著，仍是一线用药，但副作用较大；AmB 脂质体疗效与 AmB 相当，副作用明显减少，但价格较贵；氟康唑属于三唑类，抗真菌谱广，组织分布好，能渗透入脑脊液中，对白念珠菌和隐球菌所致的 CNS 感染疗效确切，能强效抑制真菌甾醇合成，但不如 AmB 的杀菌作用，曲霉菌对它天然耐药；伏立康唑与卡泊芬净均是新型的抗真菌药物，抗菌谱广，副作用少，但价格昂贵，治疗整个疗程的费用往往高达几十万元，故使用前需考虑患者的经济状况；伊曲康唑难以通过血脑屏障，只有在一线药物不适用或无效时，才考虑使用。近年来白念珠菌耐药性逐渐增高，有研究报道其对常用抗真菌药物两性霉素 B、制霉菌素、氟康唑、酮康唑和咪康唑的敏感率分别为 96.1%、93.9%、85.6%、67.2% 和 51.9%，中度敏感率分别为 3.5%、4.6%、4.7%、8.7% 和 10.9%，提示中度敏感菌株增多。从近年来一些个案报道看治疗有效患者中应用两性霉素 B 和氟康唑较多。

美国感染病学会 2004 年制订的侵袭性念珠菌病治疗指南建议，对于中枢神经系统感染患者首选两性霉素 B 联合氟胞嘧啶、氟康唑作为次选方案。在 2009 年更新版的治疗指南中建议将两性霉素 B 脂质体作为首选药物，以减少肾毒性。但两性霉素 B 脂质体价格昂贵，应用受限。由于氟胞嘧啶能很好地透过血-脑脊液屏障，体外联合药敏试验显示与两性霉素 B 具有协同作用，因此认为两者联合治疗效果更好。氟康唑在脑脊液和脑组织中均有较高浓度，虽然有报道氟康唑单用可获成功治疗，但因其耐药性逐渐增加，且也有治疗失败者，故指南不推荐首选氟康唑，仅当不能应用两性霉素 B 或其含脂类制剂时方选作初始治疗。国内有文献报道单用氟康唑治疗成功的病例，尤其是脑脊液引流术后感染患者，经置换引流管及单用氟康唑治疗获得较好疗效，故对于一些病情较轻的念珠菌脑膜炎患者，也可考虑首选氟康唑单用或联合氟胞嘧啶治疗，其不良反应可显著降低。另有少数报道两性霉素 B 与氟康唑联合治疗可明显提高临床治愈率，故建议该方案可用于补救治疗，如氟康唑治疗失败者可加用两性霉素 B 治疗，或两性霉素 B 治疗过程中出现显著不良反应时，可加用氟康唑，同时降低两性霉素 B 的剂量，在确保其疗效的同时，可减少不良反应。此外，对于初始单用两性霉素 B 或联合氟胞嘧啶治疗病情得到改善后，也可单用氟康唑或氟康唑联合氟胞嘧啶治疗。目前尚无应用伏立康唑、泊沙康唑治疗中枢神经系统念珠菌感染的临床报道。由于伏立康唑在脑脊液中有较高浓度，而泊沙康唑脑脊液浓度低，所以对于光滑念珠菌或克柔念珠菌所致中枢神经系统感染患者，可考虑初始治疗应用两性霉素 B 联合氟胞嘧啶，病情稳定后应用伏立康唑维持治疗。目前仅有很少临床报道棘白菌素类用于治疗中枢神经系统念珠菌感染，虽有成功案例，但也有失败病例，尤其是有报道治疗念珠菌血症患者过程中发生颅内感染者，故不常规推荐用于中枢神经系统念珠菌感染。抗真菌治疗疗程通常不宜过短，因过早停药可导致病情复发，但确切疗程目前尚无定论。2004 年版美国感染病学会念珠菌病治疗指南，建议在症状、体征恢复后仍至少用药 4 周以上停药。2009 年更新版指南中建议两性霉素 B 脂质体至少治疗数周，待临床表现和脑脊液检查改善后再用氟康唑治疗，直至临床症状、体征、脑脊液异常改变，以及颅脑炎性病灶均消失。

延伸阅读：

［1］揭玉胜，崇雨田，等．中枢神经系统真菌感染诊疗新进展．广东医学，2008，29（6）：888 - 891.

［2］刘巧，吕晓菊，等．中枢神经系统真菌感染的研究进展．华西医学，2007，22（3）：654 - 656.

［3］Sarosi，George A. Fungal infections and their treatment in the intensive care unit. Current Opinion in Critical Care，2006，12（5）：464 - 469.

［4］朱利平，翁心华，等．中枢神经系统念珠菌感染的诊断与治疗．中国感染与化疗杂志，2011，11（2）：108 - 109.

［5］Sanchez - Portocarrero J，Perez - Cecilia E，Corral O，et al. The central nervous system and infection by Candida species. Diagn Microbiol Infect Dis，2000，37（3）：169 - 179.

［6］Chen TL，Chen HP，Fung CP，et al. Clinical characteristics，treatment and prognostic factors of candidal meningitis in a teaching hospital in Taiwan. Scand J Infect Dis，2004，36（2）：124 - 130.

［7］Pappas PG，Kauffman CA，Andes D，et al. Clinical practice guidelines for the management of candidiasis：2009 update by the Infectious Diseases Society of America. Clin Infect Dis，2009，48（5）：503 - 535.

［8］李莉，苏天璐，苗翠，张文卿等．白念珠菌对临床常用抗真菌药物的耐药性分析．中国实验诊断学，2011，1（15）：126 - 128.

［9］张慧琳等．中枢神经系统真菌感染的诊治．合理用药，2004，2（2）：25 - 27.

［10］董齐，代亚美，王朝燕，路娟，等．中枢神经系统感染的诊断与治疗．微生物学杂志，2010，3（30）：24 - 27.

［11］董齐，李国忠，韩伟，等．31 例中枢神经系统真菌感染临床分析．神经疾病与精神卫生，2010，10（3）：286 - 288.

［12］李海虹，唐玉兰，韦秀鲜，岑姿，等．念珠菌脑膜炎一例分析．华夏医学，2008，6（21）：1068 - 1078.

［13］胡秀平，朱利平，王璇，等．中枢神经系统感染少见真菌感染 35 例临床分析．中华传染病杂志，2011，2（29）：143 - 147.

［14］欧阳卫，李跃强，唐继斌，等．中枢神经系统念珠菌感染的临床分析．临床研究，2009，2（47）：33 - 35.

［15］胡冰，陈荷英，李绍英，刘钢，等．婴儿中枢神经系统白念珠菌病 5 例并文献复习．中国循证儿科杂志，2011，5（14）：386 - 390.

第9章　脑裂头蚴病

在临床的日常工作中，常看到这样的现象：青年医师拿到患者的影像学检查结果之后，不是看片子，而是直接去找报告，然后再先入为主地根据报告的内容去看片子。其实一个真正的临床医师是应该搁置已有的报告，独立地阅读各种影像学检查原图，这是因为我们要结合眼前患者的具体情况来做诊断。有的时候，多看几张片子，对患者的诊断就会有不同的感觉，千万不要被报告所局限。还要指出的是，读片的时候，我们一定要有立体思维，就像下面的这个病例，在和同事们一起分析片子时，在我脑子里一直是 Window 系统非常著名的那一款屏保：三维管道，如果管道迎面而来，你看到的是一个圆圈，如果管道从你面前疾驰而过，你看到的是一个条带，正所谓"横看成岭侧成峰。"

病例 12

【主　诉】女性，18 岁，发作性愣神 5 年，左侧肢体无力 3 个月

【现病史】

患者女性，18 岁，5 年前无明显诱因突发意识丧失，主要表现为呆立不动，凝视前方，右手攥拳，有时伴有胡言乱语，发作持续 10s 左右，无摔倒，无口吐白沫，无肢体抽搐，无二便障碍，发作停止后无特殊不适感，对发作过程无记忆，此后症状间断发作，2～4 次/周，无明确诱因，发作表现基本一致。在当地医院就诊，行头颅 CT 检查显示"左侧颞枕叶病变"，行脑电图检查示"左侧颞叶中度不正常脑电图"，按照"症状性癫痫，颅内感染？"给予"丙戊酸钠、卡马西平"治疗（具体剂量不详）。近 3 个月患者逐渐出现左侧肢体无力，行走困难进行性加重，无言语不清，无吞咽困难，无明显痫性发作。当地医院行头 MR 检查显示"右侧丘脑、脑桥、左侧枕叶、松果体区广泛病变"。近 20 日患者不能独立行走，同时伴有言语不清，嗜睡，多饮多尿。在我院行头 MR 检查显示"脑桥背侧、右侧桥臂、右侧小脑半球，右侧大脑脚，右侧基底节区，丘脑，下丘脑，松果体区，左侧顶枕叶片状长 T1、长 T2 信号，考虑感染性病变，胶质瘤不除外"，为求明确诊断，门诊以"颅内病变性质待查"收入院。

【既往史、个人史及家族史】

阑尾炎术后 1 年，江西吉安市人，长期居于原籍，有饮生水及食青蛙史。

【神经系统专科查体】

精神智能状态：意识清楚，构音障碍，时间、空间定向力、计算力正常，理解判断力、近记忆力减退，情感反应正常，查体可配合。

脑神经：

Ⅰ：未查。

Ⅱ：双眼视力粗测正常，双眼右侧同向性偏盲，眼底视盘（视神经乳头）边界清楚。

Ⅲ、Ⅳ、Ⅵ：上眼睑无下垂，双侧瞳孔等大等圆，直径 3mm，直接间接对光反射灵敏，右眼内收不全，左眼外展时可见水平眼震。

Ⅴ：左侧面部针刺觉减退，双侧角膜反射灵敏，下颌反射未引出。

Ⅶ：左侧中枢性面舌瘫。

Ⅷ：双耳听力检查正常。

Ⅸ、Ⅹ：悬雍垂居中，双侧软腭抬举力正常对称，咽反射存在。

Ⅺ：转颈、耸肩对称有力。

Ⅻ：伸舌居中，无舌肌萎缩、纤颤。

运动系统：肌肉容积正常，四肢肌张力适中，左上下肢肌力 4 级，腱反射活跃，右侧肢体肌力 5 级。

共济运动：双侧指鼻、轮替、跟膝胫实验稳准，Romberg 征阴性。

步态：检查不合作。

反射：四肢腱反射正常，左侧 Pussep 征阳性。

感觉系统：左侧躯干、上下肢针刺觉、音叉震动觉减退。

脑膜刺激征：阴性。

【辅助检查】

胸部 CT：颈部异常密度影，增大淋巴结？残留胸腺。

双颈部浅表组织超声示：右侧颈部多发淋巴结。

生化全套：各项基本正常。

血常规：嗜酸性细胞绝对值 0.44×10^9/L，余白细胞结果正常；红细胞绝对值 3.38×10^{12}/L，血红蛋白 106 g/L，血细胞比容 31.70 ％，血网织红细胞 1.5%。

尿常规：尿比密 1.005；24h 尿钠 63.00 mmol/L。

抗链球菌溶血素 O（ASO）：87.1 IU/ml，类风湿因子：9.4 IU/ml。

性腺：血清催乳素 40.90 ng/ml；睾酮 0.34 nmol/L。

血清同型半胱氨酸：6.93 μmol/L。

血液系统：铁蛋白 90.9 ng/ml，维生素 B$_{12}$ 416.0 pg/ml，叶酸 8.66 ng/ml。

生长激素：1.800 ng/ml。

红细胞沉降率：15 mm/60min。

凝血象：各项检查基本正常。

血清寄生虫抗体检测：血清曼氏裂头蚴 IgG 抗体阳性。

脑脊液化验回报：

脑脊液常规：潘氏试验（＋），脑脊液白细胞数 14×10^6/L。

脑脊液生化：氯化物 128 mmol/L，脑脊液糖 2.80 mmol/L，脑脊液蛋白 0.31g/L；同期血生化：血糖 4.85 mmol/L，尿素氮 2.3 mmol/L，二氧化碳结合力 28.0 mmol/L，肌酐 55.0μmol/L，钠 145.0 mmol/L，钾 4.00 mmol/L，氯 100.0 mmol/L。

脑脊液涂片墨汁染色：未见新型隐球菌；涂片抗酸染色：未见抗酸杆菌；涂片革兰染色：未见细菌。

脑脊液鞘内 IgG 合成率示：64.35。

脑脊液细胞学：可见较多溶解细胞，余为淋巴细胞。

眼科会诊意见：双眼视敏度广泛下降，以双眼右侧为著，双眼底正常。

头颅磁共振成像（MRI）扫描示：脑桥背侧、右侧桥臂、右侧小脑半球、右侧大脑脚、右侧基底节区、丘脑、下丘脑、松果体区，左侧顶枕叶片状长 T1、长 T2 信号（图 9-1）。

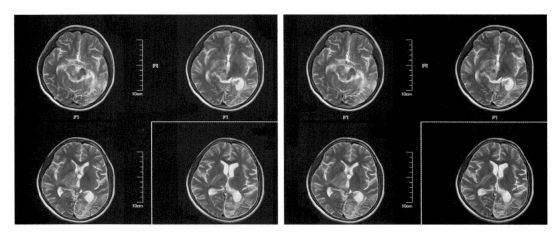

图 9 - 1 患者头颅 MRI 检查

患者入院后，我们再次仔细阅读了患者的头颅磁共振，在增强相发现患者的增强病灶存在明显的多形性表现，有的病灶是环形增强，有些病灶是类似隧道样强化（图 9 - 2）：

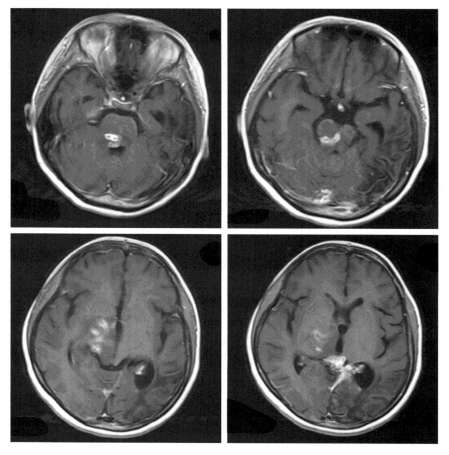

图 9 - 2 患者头颅 MRI 检查

颅内环形强化病灶可以见于多种疾病，其中比较常见的有：颅内感染性疾病（脑囊虫病、包虫病、曼氏裂头蚴病、各种病原体引发的脑脓肿）；颅内肿瘤（原发肿瘤和转移瘤）；炎性脱髓鞘病和脑血管病。不同原因造成的环形强化形态各异，可以从病灶的大小、形状、囊壁的形态及病灶与灶周水肿的关系来做出初步诊断。在这之中，曼氏裂头蚴的环形强化病灶有其独特的表现，即环形强化与其他形态的强化共存，这里主要说的是轨道样或隧道样强化。之所以造成这种强化的原因在于：与囊虫或包虫不同，曼氏裂头蚴在人脑中不是以囊尾蚴的形态存在，而是实实在在一条幼虫，这种幼虫在人脑内可以移行。

在这个患者的磁共振增强扫描像上（图 9 - 2），我们看到了这样的表现。患者的寄生虫抗体检测回报：脑脊液曼氏裂头蚴 IgG 抗体阳性，提示中枢神经系统曼氏裂头蚴感染。

曼氏裂头蚴病一旦确诊，首选神经外科手术治疗，因此，我们与神经外科协商，患者转入神经外科手术。

术后病理诊断：囊壁样组织，内层为坏死组织，外层为肉芽肿性炎性病变，支持曼氏裂头蚴诊断（图 9 - 3）。

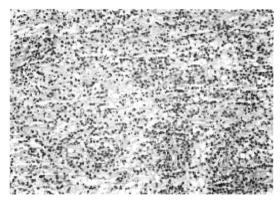

图 9 - 3　患者术后颅内病变术后病理

【讨论】

曼氏裂头蚴病（sparganosis mansoni）系曼氏裂头蚴（Sparganum mansoni）寄生于人眼部、皮下组织或脑、肾、肺等脏器所致的疾病。曼氏裂头绦虫（Spirometra mansoni）成虫较少寄生于人体。曼氏裂头蚴病是由曼氏迭宫绦虫引起的人兽共患寄生虫病，主要由其幼虫——裂头蚴引起，裂头蚴可在体内移行，并侵犯多种组织器官，产生的症状远较成虫严重。

曼氏裂头蚴病（sparganosis）是假叶目曼氏迭宫绦虫（Spirometrum mansonnoides）第二期幼虫感染所致的疾病。自 Patrick Manson 于 1882 年首次报道人类裂头蚴感染的病例以来，全世界已诊断上千例裂头蚴的病例。该病在世界的一些地区均有报道，多见于东亚和东南亚各国，欧洲、美洲、非洲和澳洲也有记录。韩国学者 Kim（1983）调查了南部两省 11 个地区的黑斑蛙裂头蚴感染情况发现：平均感染率为 4%，而最高的地区为 16%。裂头蚴虫体多见于蛙腿及背部，92.5% 见于肌肉之间，感染强度 1~5 条。国内浙江、湖南、福建、四川、广东、广西、贵州等地都有报道蛙和蛇裂头蚴病的调查情况，据各地调查野生动物裂头蚴感染率似有上升之趋势。

1. 病因与发病机制

曼氏迭宫绦虫（Spirometra mansoni）又称孟氏裂头绦虫，成虫主要寄生在猫科动物，偶然寄生于人体。但中绦期裂头蚴可在人体寄生，导致曼氏裂头蚴病，其危害远较成虫为大。曼氏迭宫绦虫经由3个宿主完成其生活史：犬、猫以及虎、豹、狐等食肉动物是其终宿主；剑水蚤是其第一中间宿主，蛙、蛇、鸟类和猪等是其第二中间宿主；人可作为其第二中间宿主、转续宿主或终宿主。成虫寄生在终宿主的小肠内，虫卵随宿主粪便排出体外，在温度适宜的水中经3～5周发育孵出钩球蚴（钩毛蚴）。钩球蚴在水中游动，若被第一中间宿主——剑水蚤吞入，在其血腔中发育为原尾蚴。含有原尾蚴的剑水蚤被第二中间宿主蝌蚪吞食后，随蝌蚪发育成蛙，原尾蚴也发育成裂头蚴，寄生于蛙腿的肌肉内。当感染有裂头蚴的蛙被蛇、鸟、猪等第二中间宿主吞食后，裂头蚴不能在这些动物的肠道内发育为成虫，而是穿出肠壁，移居至腹腔、肌肉或皮下等处继续生存，蛇、鸟、猪等就成为转续宿主。第二中间宿主或转续宿主被犬、猫等终宿主吞食后，裂头蚴在宿主肠道内发育为成虫。裂头蚴寿命较长，在人体内一般可存活5～20年。

2. 传播途径

人体感染裂头蚴的主要途径有两条：

（1）裂头蚴或原尾蚴经皮肤或黏膜侵入。

（2）误食裂头蚴或原尾蚴。

具体感染途径有3种：

（1）用生蛙肉或蛇肉局部贴敷伤口或患处而获感染。民间传说用青蛙肉和蛇肉贴敷眼、颌面、会阴等处的伤口或脓肿，有清凉解毒的作用。若蛙肉或蛇肉中染有裂头蚴，裂头蚴就会从贴敷处的皮肤、黏膜、伤口侵入人体。据统计，此途径占半数以上。

（2）食入含有裂头蚴的生或未熟的蛙肉、蛇肉、鸡肉、猪肉等而获感染。民间有用生吞活蛙或生蝌蚪治疗疖肿、疼痛、皮肤过敏的，感染机会更大。食入人体的裂头蚴或在肠道内发育为成虫，或穿过肠壁进入腹腔，移行至全身其他部位寄生。

（3）误食含有原尾蚴的剑水蚤而获感染。饮用生水或湖塘水，使含有原尾蚴的剑水蚤有机会进入人体。原尾蚴也可直接从皮肤或眼结膜侵入人体。

3. 发病特点

本病潜伏期与感染方式有关：局部侵入者潜伏期短，一般6～12天，个别可达2～3年；经消化道感染者潜伏期长，多为1至数年。

根据临床症状和寄生部位不同，可分为下列5类：

（1）皮下裂头蚴病：最为常见，占35.53 %，常累及躯干表浅部位，如腰背部、颈部、胸壁、腹壁、乳房、腹股沟、外生殖器（包括阴茎、阴囊、睾丸、大阴唇）、肛周以及四肢皮下，表现为游走性皮下结节，可呈圆形、柱形或不规则条索状，大小不一，直径为0.5～5 cm，局部可有瘙痒、有虫爬感等，若有炎症时可出现间歇性或持续性疼痛或触痛，或有荨麻疹。

（2）眼裂头蚴病：占裂头蚴病的34.09%，主要致病原因是使用蛙肉或蛇肉贴敷眼部而造成的，多累及单侧眼睑或眼球，表现为眼睑红肿、结膜充血、畏光、流泪、微疼、奇痒或有虫爬感等；有时患者伴有恶心、呕吐及发热等症状。在红肿的眼睑和结膜下，可有移动性、硬度不等的肿块或条索状物，直径约1 cm。偶尔破溃，裂头蚴自动逸出而自愈。若裂头蚴侵入眼球内，可发生眼球凸出，眼球运动障碍，严重者出现角膜溃疡，甚至并发白内障而失明。眼裂头蚴病在临床上常误诊为睑腺炎、急性葡萄膜炎、眼眶蜂窝织炎、肿瘤等，往往在手术后才被确诊。

（3）口腔颌面裂头蚴病：占16.39%。主要由于患者用蛙肉或蛇肉贴敷患处治疗腮腺炎或牙痛所致，以颊部、口腔为多见，也发生于颌下、唇、舌、颜面或咀嚼肌等部位。患者常有在口腔黏膜或颊部皮下出现硬结或条索状肿物，直径为 0.5～3 cm，患处红肿、发痒或有虫爬感；并多有小白虫（裂头蚴）逸出史。

（4）内脏裂头蚴病：罕见，占 1.56％。临床表现因裂头蚴的移行与寄生部位而异，可侵犯腹腔内脏、肠系膜、阑尾、肾周组织，也可经消化道侵入腹膜，引起炎症反应；还可穿过膈肌侵入胸腔并累及胸膜，出现胸腔积液；还可向下侵及尿道、膀胱。

（5）中枢神经系统裂头蚴病：较少见，占 12.44％，可发生于脑、脊髓或椎管内，脑裂头蚴病以侵犯额叶、顶叶较多见，也有侵犯颞叶、外囊、内囊、小脑和基底神经节者。临床表现酷似脑瘤，常有阵发性头痛史，严重时昏迷或伴喷射状呕吐、视物模糊、间歇性口角抽搐、肢体麻木、抽搐，甚至瘫痪等，极易误诊。

脑脊髓裂头蚴病是一种极罕见的中枢神经系统寄生虫病，Takeuchi KA 于 1918 年报道首例裂头蚴人脑内寄生病例，国内报道的脑部裂头蚴病占裂头蚴病例数的 5％左右，占脑部寄生虫病的 15.4％，由于本病无特异性的临床表现，术前确诊困难，易误诊为胶质瘤、炎症或结核等疾病。

4. 感染途径

裂头蚴进入大脑的途径不甚清楚，推测一种是可能：口→消化道→腹腔→胸腔、纵隔→颈部→经神经血管周围间隙向上移行通过→枕大孔、破裂孔或颈 V 孔→颅内；第二种可能是：口→消化道→胸壁血管→血循环→脑部血管末梢定居发育。

人体感染裂头蚴以一条多见，也有 2～3 条或以上者。裂头蚴在人体内保持其幼虫状态并有移行性。被裂头蚴侵袭的组织常呈炎症反应，虫体在组织中移行产生不规则的坏死隧道，在其寄居较常见的部位形成嗜酸性肉芽肿囊包，直径约 1～6cm，囊腔内有裂头蚴，囊壁主要为慢性炎性肉芽组织并有大量嗜酸性粒细胞浸润，其间有少量淋巴细胞及巨噬细胞，外层为宿主纤维组织。

5. 病理特点

裂头蚴寄生处的组织学观察：虫体周围均无包囊，有出血点或出血区，病灶为炎性肉芽肿，其中心为嗜酸性坏死组织所形成的腔穴和不规则的隧道，其间有中性粒细胞、淋巴细胞、单核细胞和浆细胞等浸润。在坏死区内尚可见到少量的夏科-雷登晶体。腔道壁为增生的组织细胞和上皮样细胞呈栅状排列，偶可见多核异物巨细胞。裂头蚴断面除散在的细胞核外，尚可见到圆或卵圆形的石灰小体。

虫体死亡：

炎症反应更明显，呈直径为 1～6cm 的脓肿样改变。囊壁主要为慢性炎性肉芽组织并有大量嗜酸性粒细胞浸润，间有少量淋巴细胞及巨噬细胞，外层为纤维组织。

6. 临床表现

患者有生食青蛙肉、蛇肉或饮生水史，发病年龄 2～59（平均 30）岁，以青壮年为主。病程 0.5～288（平均 30）个月，男：女为 2.5∶1。

脑裂头蚴病：癫痫发作（部分性或全面性，70％）、颅高压、视物模糊、进行性头痛（20％）、意识不清（11％）；及局灶性脑损害表现：失语、偏瘫（50％）、偏身感觉障碍（15％）、偏盲等。

病灶依次好发于顶叶（38％）、额叶（33％）、枕叶（7％）、丘脑（4％）、基底节（3％）和脑干（3％）。

脊髓裂头蚴病：脊髓压迫症。可在硬膜内也可在硬膜外。

"增殖型"裂头蚴病可能由患者免疫功能受抑或并发病毒感染后裂头蚴分化不全引起。虫体较小而不规则，最长不超过 2 mm，可广泛侵入各组织芽生增殖，潜入脑可导致严重后果，甚至死亡。还有一种增殖裂头蚴病经研究认为系由另一种较少见的增殖裂头蚴引起，虫体是多态形具有不规则的芽和分支，大小约 10mm×1mm，最长者 24mm，也可移行到人体各部位组织中进行芽生增殖。目前尚无临床诊断"增殖型"脑裂头蚴病影像表现方面的文献报道，有待积累更多病例进一步研究。

7. 诊断及鉴别诊断

脑裂头蚴病的诊断较为困难，其所致的肉芽肿难以和各种脑瘤如脑膜瘤、胶质瘤的症状相区别，CT、MRI 及免疫学检查有助于鉴别。血清或脑脊液裂头蚴抗体阳性，手术找到虫体（必要时还可以进行动物感染实验，以确定哪一种迭宫绦虫的裂头蚴感染），均可为确诊曼氏裂头蚴病的标准。

本病临床诊断要点包括：青壮年；水网密布区生活史，以及有生食河塘水、水产品或蛙、蛇肉史；病程迁延，病情时轻时重，症状多变；病灶迁徙或多发；CT 及 MRI 的特征性表现；全身其他部位，如曾有眼部或皮下裂头蚴寄生史；可有自愈性（极少数患者）。有些病人因虫体的迁徙而症状发生改变，此为该病的特征性表现。虽然脑裂头蚴病的临床表现无特异性，但在排除其他疾病后，与流行病学资料一样，也有助于临床诊断。

8. 实验诊断

（1）病原学诊断

裂头蚴病活动期，术中在病变脑组织内往往可以发现完整或残断的裂头蚴，从而获得病原学诊断。但对绝大部分的慢性感染者来说，脑内的裂头蚴幼虫均已发生变性坏死，手术切除的病变组织，通常只能观察到嗜酸细胞性脓肿及肉芽肿形成，病原学检查很难实现。近年来，立体定向活检或完全切除脑内裂头蚴虫体及周围的炎性肉芽组织，是确诊和有效治疗裂头蚴等寄生虫病的最佳手段。

1）组织病理学诊断

脑裂头蚴病的病理特点为：①裂头蚴结构为实体，无体腔，有体壁；②散在分布的圆形或椭圆形石灰小体及单个纤维；③脑内新旧不一的多发性脓肿，体现了裂头蚴具有幼虫移行症的生理特点。

2）分子生物学诊断

Yves 等人应用 PCR 技术尝试通过分析曼氏裂头蚴的 SSU DNA 发现裂头蚴感染大脑后的 DNA 改变，由于没有对应的基因数据库，终无结果。如果建立曼氏裂头蚴的基因数据库，PCR、核酸探针及基因芯片等技术也将作为诊断方法逐步用于临床诊断和流行病调查研究。

（2）免疫学诊断

免疫学检测方法对曼氏裂头蚴病的早期感染、深部组织寄生是一种较好的辅助诊断方法，其优点包括敏感性高、特异性强、简便、快速经济等，可弥补病原学和影像学诊断的不足。近年来，免疫学诊断技术已逐步应用于裂头蚴病及脑裂头蚴病的诊断，常用的方法有酶联免疫吸附试验（ELISA）、免疫印迹试验（Immunoblotting）及金标免疫渗滤法（DIG-FA）等方法。

在各种 ELISA 方法中，化学发光 ELISA 法的敏感性高，特异性强，且简便快速经济，尤其对轻度感染、早期感染、隐性感染、异位寄生和深部组织寄生的病例是一种较好的术前辅助诊断手段，可弥补常规 ELISA 法的不足。

免疫印迹法检测曼氏裂头蚴病人血清中特异性 IgG，发现曼氏裂头蚴粗抗原中 36kD 和 29kD 组分与病人血清抗体 IgG 反应敏感性最高，但 36kD 和 29kD 组分亦能与囊虫病人血清发生交叉反应。

金标免疫渗透法因其具有简易快速、不需特殊仪器设备、试剂稳定等优点，被迅速应用于各种感染性疾病的抗原、抗体检测。该法的敏感性和特异性与 ELISA 相似，但前者更为简便、快速，无需特殊仪器设备，可单份检测，适合寄生虫病的临床检验和流行病学调查，若能进一步纯化检测用抗原，减少与其他蠕虫间的交叉反应，则有更好的潜在应用价值。

（3）脑脊液细胞学检查

嗜酸性粒细胞增多在寄生虫感染中具有重要的辅助诊断价值。研究表明，正常脑脊液中嗜酸性粒细胞不超过 1%（婴幼儿小于 4%）。嗜酸性粒细胞一般见于存在抗原-抗体反应的组织。脑脊液嗜酸性粒细胞增多最常见于脑寄生虫病（可达 5%～50%）和嗜酸性粒细胞增多症。如脑脊液中嗜酸性粒细胞数量异常增多或比例增高，可为脑寄生虫病诊断提供重要的参考信息。然而脑脊液常规检查中，只对白细胞进行简单的单个核细胞和多个核细胞分类，无法识别嗜酸性粒细胞，因此无法对脑寄生虫感染作出提示。脑脊液细胞学检查通过对细胞做迈-格-姬氏（May-Gruwald-Giemsa，MGG）染色，使细胞形态学分类成为可能，大大提高了对疾病的诊断或辅助诊断价值。

（4）影像诊断

脑裂头蚴病影像学上主要表现为炎性肉芽肿及裂头蚴的占位性特征。病变常表现为多发病灶，这种"多发病灶"可能确实为多发病灶，但更可能为虫体扭曲所致之假现象。

1992 年，Chang KH 等报道一组 34 例裂头蚴病 CT 三联症：①白质区低密度伴邻近脑室扩大，占 88%；②不规则或结节状强化，占 88%；③细小针尖样钙化，占 76.0%；此三联症总的出现率为 67%。其认为 CT 无法判断幼虫的死活，若随访观察发现强化结节位置改变或情况进展，则提示幼虫存活，具有手术指征。钙化的出现与虫体死亡后变性、有钙盐沉积及裂头蚴体内散在分布的石灰小体有关，对于点状钙化的显示，CT 明显优于 MR。

MRI 检查有较高的特征性表现，主要表现为四联症：

1）T1 呈低信号，T2 呈高、等信号，Flair 等信号。

2）点状钙化影。

3）增强扫描：不规则串珠、匍行管状强化。少数呈结节状、扭曲条索状、逗点状强化。病灶周围片状长 T1 长 T2 水肿信号。较小的环形强化灶可能是嗜酸性肉芽肿的横断面。强化增多提示新的肉芽肿或感染。

4）动态观察迁徙性最重要。可作为确诊脑裂头蚴病的最终手段。

9. 鉴别诊断

（1）脑裂头蚴病与其他寄生虫肉芽肿影像表现相似，病灶均可呈环形、结节状强化，多发或单发，均具有一定的迁徙性。血吸虫脑病一般形成较小的单环脓肿，有来自疫区的相关病史；弓形体脑病多表现为脑内散在分布、多发单环小脓肿，治疗后可短期消失；脑囊虫病多表现为脑内多发薄壁小囊泡，而非较厚壁的脓肿。脑裂头蚴病病灶呈匍行管状、串珠状、扭曲条索状及绳结状强化，具有一定的特征性，其他寄生虫病未见类似表现，且血清免疫学检查有助于进一步的鉴别诊断。

（2）脑裂头蚴病须与脑肿瘤（胶质瘤、转移瘤）相鉴别：①脑肿瘤不会出现脑裂头蚴病灶的管状绳结状强化方式；②脑裂头蚴病环形强化病灶一般较小，且无增大趋势，而肿瘤病灶较大且呈进行性增大；③脑裂头蚴病强化病灶位置及形态会有变化，而肿瘤则不会出现这种变化。

10. 治疗

对于脑裂头蚴病的治疗，使用吡喹酮仅可起到驱虫作用，但不能杀死脑裂头蚴，本病虽有极少数病例可以自愈，但治疗关键是去除活体裂头蚴，因此手术常为首选方法，而立体定向手术则为治疗脑裂头蚴病的第一治疗手段。本病术前确诊困难，所以立体定向定点手术既可进行活检诊断，又可同时吸取活虫体，尤其对脑深部病变和重要功能区病变是为临床之最合理的选择。

手术取出虫体及清除周围炎性肉芽肿是最有效的治疗手段。手术时机的选择至关重要，裂头蚴可生长在脑组织的任何部位，具有迁徙性，当病变主要累及重要功能区时应谨慎手术，如患者一般情况允许，可先行药物抗寄生虫治疗，3～6个月复查颅脑MRI，待虫体移动至相对非功能区时再行手术，手术引起的副损伤将相应减少、或无明显影响。

手术应注意以下几点：①以CT或MRI最高强化点为靶点，抽吸虫体的概率很大；②多点多向穿刺抽吸，可提高准确率，防止误诊（未获得虫体，就可能诊为肉芽肿）；③大多可完整抽吸出1条整虫，因为活虫固有的逃避机制使其与周围组织并不粘连。从现有资料看，目前还没有同时有2条活虫脑内感染的报道。所以如果取出多（条）段虫体时，应检查虫体是否完整，如未发现明显头节，术中应该结合皮质脑电图检测、B超等进一步探查，争取寄生虫完全切除，术后要密切随访血清免疫学检查及CT、MRI的随访，防止复发。对于脑潜在病变，也可进行开颅手术或神经导航下手术。

延伸阅读：

[1] Gonzenbach RR，Kong Y，Beck B，et al. High-dose praziquantel therapy for cerebral sparganosis. Journal of Neurology，2013：1-3.

[2] Li MW，Song HQ，LiC，et al. Sparganosis in mainland China. International Journal of Infectious Diseases，2011，15（3）：e154-e156.

[3] 涂杳然. 江西省脑裂头蚴病的流行病学调查及临床诊治研究. 南昌大学，2012.

[4] 陈红，王开功，许乐仁. 裂头蚴病的流行病学调查和公共卫生学意义. 吉林医学，2010，31（4）：515-517.

[5] 钱锁开. 脑裂头蚴病. 现代诊断与治疗，2007，18（6）：321-322.

[6] 吴观陵. 人体寄生虫学. 北京：人民卫生出版社，2005：571-582.

[7] Moulinier R，Martinez E，Torres J，et al. Human proliferative sparganosis in Venezuela：Report of a case. The American Journal of Tropical Medicine and Hygiene，1982，31（2）：358.

[8] Meric R，Ilie MI，Hofman V，et al. Disseminated infection caused by sparganum proliferum in an AIDS patient. Histopathology，2010，56（6）：824-828.

[9] 蔺西萌，王中全. 我国曼氏裂头蚴病临床特征概述. 中国病原生物学杂志，2011，6（6）：467-468.

[10] 李淑红，崔黎明，刘冰，等. 皮肤裂头蚴误诊10年分析. 吉林大学学报（医学版），2003，29（3）：361.

[11] 王淑梅，杨飞飞，黄玉仙，等. 78例脑寄生虫病病例分析. 中国寄生虫学与寄生虫病杂志，2009，27（3）：245-248.

［12］Chang KH，Chi JG，Cho SY，et al. Cerebral sparganosis：Analysis of 34 cases with emphasis on CT features. Neuroradiology，1992，34（1）：1－8.

［13］蒋红涛，陈艳. 脑裂头蚴病诊断与治疗研究进展. 贵州医药，2008，12：45.

第 10 章　低颅压综合征致颅内静脉窦血栓形成

我们曾经在一篇文章里探讨颈椎椎间盘退变与颈段脊髓炎的相关性，在我们进行了充分的统计学分析，并将文章寄到杂志社后，编辑老师在回信中提出了这样一个问题："颈椎椎间盘退变与颈段脊髓炎这两种病变，究竟谁为因谁为果呢？有什么方法可以证明吗？"这个问题看似简单，实际上非常尖锐。在临床中，细心的医生常会发现两种疾病存在某种关联，但要确定这种关联的前因后果却需要很严密的分析，一般来说，如果客观检查、临床病史中存在因果关系或者先后关系的证据，要回答这个问题可能并不困难，然而在我们同时发现了两种可能存在因果关系的疾病时，要给出"先有鸡还是先有蛋"的答案就比较困难。在前面提到的颈椎椎间盘退变与颈段脊髓炎的相关性的研究中，我们最终是这样考虑的：颈椎椎间盘退变的发生与年龄正相关，即年龄越高，发病率越高，病程漫长，没有明确的起点。而脊髓炎一般急性起病，在脊髓炎与颈椎椎间盘退变同时存在时，且存在可能的因果关系时，应考虑颈椎椎间盘退变的发生在先，脊髓炎在后。

病例 13

【主　诉】男，39 岁，头痛 20 天

【现病史】

患者男性，39 岁，20 天前于出差途中突发剧烈头痛，卧位时完全缓解，直立、行走时加重，不伴恶心呕吐，无意识障碍，无视物模糊，无肢体力弱，无二便障碍，无发热。当地医院行头颅 CT 检查及外周血检测，均未见异常，给予对症治疗（具体不详），头痛无明显缓解，遂来我院就诊。既往体健，无发热，无大量失水。

【既往史、个人史及家族史】

否认中耳炎、恶性肿瘤、自身免疫性疾病、血液系统疾病史。追问病史，发病前无头面部感染。

【神经系统专科查体】

精神智能状态：意识清楚，言语流利，时间、空间定向力、计算力正常，理解判断力、近记忆力正常，情感反应正常，查体可配合。

脑神经：

Ⅰ：未查。

Ⅱ：双眼视力、视野粗测正常，眼底视盘（视神经乳头）边界清楚。

Ⅲ、Ⅳ、Ⅵ：上睑无下垂，双侧瞳孔等大等圆，直径 3mm，直接间接对光反射灵敏，眼动充分，未引出眼震。

Ⅴ：双侧面部针刺觉对称，双侧角膜反射灵敏，下颌反射未引出。

Ⅶ：面纹对称，闭目有力。

Ⅷ：双耳听力检查正常。

Ⅸ、Ⅹ：悬雍垂居中，双侧软腭抬举力正常对称，咽反射存在。

Ⅺ：转颈、耸肩对称有力。

Ⅻ：伸舌居中，无舌肌萎缩、纤颤。

运动系统：肌肉容积正常，四肢肌张力适中，四肢肌力 5 级。

共济运动：双侧指鼻、轮替、跟膝胫实验稳准，Romberg 征阴性。

步态：检查不合作。

反射：四肢腱反射正常，病理反射未引出。

感觉系统：深浅感觉正常对称。

脑膜刺激征：阴性。

【辅助检查】

发病后 2 天行腰椎穿刺，脑脊液压力 50 mm H_2O，白细胞 38 个/ml，蛋白、糖、氯化物也均正常。

1. 影像学检查

患者发病当天急诊行颅脑计算机断层扫描（computer tomography，CT）未见明显异常。

发病后 2 天行颅脑 MRI 及增强扫描，可见硬脑膜广泛强化，静脉窦充盈扩张明显，但窦内未见血栓影。发病后 5 天复查 MRI，可见乙状窦、横窦和矢状窦内有血栓信号，且出现硬膜下积液，MRV 显示：左横窦、左乙状窦显影不佳，增强 MRI 示硬脑膜强化依然明显（图 10 - 1）。

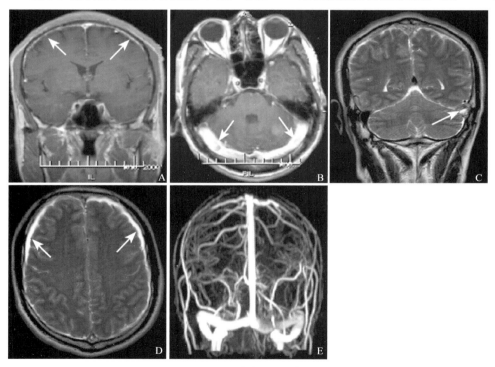

图 10 - 1　头颅 MRI 检查

A：增强磁共振加权像，示硬脑膜广泛强化（箭头）；B：MRI 冠状位 T 在正常范围，增强 MRI 横轴位 T1 加权像，示双侧横窦过度充盈，明显扩张（箭头）；C：冠状位 T2 加权像，示左侧横窦、乙状窦内长 T 血栓信号（箭头）；D：横轴位 T 加权像，示双侧额叶、顶叶硬膜下积液（箭头）；E：冠状位磁共振静脉成像（magnetic resonance venography，MRV）示，左横窦、左乙状窦显影不佳。

2. 诊疗经过

"体位性头痛，卧位时缓解"是低颅压综合征的特异性体征，本患者在发病第 2 天经腰穿诊断为低颅压综合征，追问病史近期无开颅及脊髓手术史，无颅脑外伤史，考虑自发性低颅压可能性大。给予大量补液，4 天后站立时头痛消失，此后未再诉头痛。

发病后 5 天复查颅脑 MRI 示左横窦、左乙状窦显影不佳，诊断为 CVT，给予肝素钠 5000 IU 皮下注射，每 12 小时一次，2 周后继之以华法林抗凝，根据国际标准化比值（international normalized ratio，INR）调整华法林剂量，使 INR 的目标值维持在 2.0～3.0。抗凝治疗 2 个月后再次复查颅脑 MRI，血栓信号仍存在，但较前减弱，复查腰穿，脑脊液压力 90 mm H_2O，白细胞 10 个/毫升，蛋白 1.7 g/L 偏高，糖和氯化物正常。随访至今，一般情况良好，未再出现体位相关性头痛。

【讨论】

低颅压综合征是指脑脊液压力低于 60 mm H_2O，以体位性头痛为特征的一组临床症候群，常见于腰穿、颅脑外伤、开颅手术、脊髓手术后，其中原因不明者称为自发性低颅压（spontaneous intracranial hypotension，SIH）。通常认为，SIH 是由隐源性的脑脊液漏引起的，多发生于脊神经根处，脊髓造影可证实漏口的存在。SIH 特征性的磁共振表现有硬膜下血肿和积液、脑组织下沉和硬脑膜弥漫性强化等。SIH 的诊断依据脑和脊柱影像学、临床表现、腰穿和硬脑膜外血贴治疗反应而定。诊断标准包括 A：脊柱影像学证实有脑脊液外漏。如果没有 A 标准，则采取 B 标准：头颅 MRI 提示 SIH，至少包括以下表现中的 1 项：①CSF 低压力≤60mmH_2O；②硬脑膜憩室；③硬膜外血贴可以改善症状。如果标准 A、B 均没有，则采用标准 C：全部满足以下表现或如伴有典型体位头痛，至少满足以下表现中的 2 项：①CSF 低压力≤60mmH_2O；②硬脑膜憩室；③硬膜外血贴可以改善症状。

腰穿或硬膜外麻醉损伤硬脊膜从而导致低颅压，同时合并颅内静脉窦血栓形成（cerebral venous thrombosis，CVT）的病例已有不少报道，而 SIH 合并 CVT 较为少见，目前文献多为个案报道。尽管例数较少，但研究者一致认为二者之间有一定的相关性，并非偶然合并存在。

SIH 病因与发病机制目前还不清楚。其可能机制有：脉络膜血管舒缩功能紊乱导致 CSF 分泌障碍而产生过少；蛛网膜颗粒吸收过度；异常 CSF 漏。脑脊膜小缺损所致 CSF 漏已得到较多影像学的证实。也有人认为其发病与病毒感染有关，机理目前不明。该综合征由德国神经外科医生 Schaltenbrand 于 1938 年最先描述，因此也称为 Schaltenbrand 综合征。SIH 患者典型的临床表现是体位性头痛，表现为直立或站立 15min 出现头痛或头痛剧烈加重，卧床休息 30min 头痛明显减弱或消失。头痛以前额部、双颞枕部为著，也可以呈弥漫性，可向颈肩部放射，容易误诊为头痛主要表现的常见多发病。其发生机制是由于 CSF 压力下降，其正常的液垫作用减弱或消失，脑组织向下移位引起颅内疼痛敏感结构受牵拉或受压；对于少数持续性头痛者可能与硬膜下积液或血肿有关。有时伴有头晕、耳鸣、眼震，CSF 压力减低引起的耳蜗内压力梯度的改变可能是产生听觉和前庭症状的原因。复视、展神经麻痹可能与 CSF 压力减低引起的颅底结构下移受压或牵拉有关。脑组织下移还可导致额颞叶痴呆，表现为短期记忆障碍和行为学异常，后者包括冲动行为、持续言语、去抑制状态，有时行为学改变可表现为主动动作减少、嗜睡、注意力下降、刻板运动等活动减退症状，脑干、基底节、额叶受损也可以表现为以上行为学改变。中脑背侧受损可表现为体位性头痛、木僵、凝视麻痹，下丘脑受损可表现为生长激素等缺乏。此外，脑神经受损，其中第

Ⅳ对脑神经最常受累，第Ⅴ、Ⅲ对脑神经也可受累，不过较少见。脑脊液（CSF）检查可见红细胞及蛋白升高，其机制为低颅压引起脑膜水肿、充血，红细胞与血浆蛋白渗入蛛网膜下腔，故脑脊液中有少量红细胞和蛋白增高，容易误诊为蛛网膜下腔出血和病毒性脑炎。头颅CT表现大多数报道SIH患者的头颅CT正常。约10.0%的患者出现硬膜下血肿，由于急性低颅压，脑组织发生移位，牵拉硬膜与蛛网膜之间的桥静脉或静脉窦使之破裂出血所致，容易误诊为硬膜下血肿、硬膜下积液等。头颅MRI表现硬脑膜增厚和异常强化硬脑膜增强是SIH的特征性表现。其特点为大脑凸面和小脑幕的脑膜面弥漫性线形增强，脑室脉络丛强化明显，其强化以硬膜窦最为明显。其机制是由于低颅压时脑脊液流量和压力下降，相应静脉流量和压力增加，硬脑膜血管（主要是静脉）代偿性扩张充血或小静脉破裂。毛细血管通透性增高，因此Gd-DTPA在硬脑膜微血管及间质聚集。易误诊为脑膜炎或脑膜转移瘤。此外还有硬膜下积液、脑下移和脑垂体充血。脑干和扁桃体下陷最易在正中矢状位MRI观察到。放射性核素是诊断脑脊液漏的金标准，可直接观察到活动期脑脊液漏的部位，不过其敏感性低，空间分辨率低。脊髓造影后进行CT的薄层扫描是定位脑脊液漏的最敏感的方法。

CVT是一种少见疾病，在普通人群中的发病率大约是百万分之五，而合并SIH者更是只占CVT患者的2%。以往对CVT与SIH发生的先后顺序并不清楚，主要是因为在最初的MRI上已经显示出CVT与SIH的影像学特征。随着检查技术的进步，人们能够在症状出现后尽早地进行MRI检查，从而揭示出CVT与SIH的先后关系。

关于SIH与CVT孰先孰后，二者之间有无因果关系，文献报道也不尽一致。第一种观点认为，CVT先于并导致SIH的发生，静脉窦血栓引起的颅内压增高使较为薄弱处的硬膜撕裂，因此脑脊液外漏，继而出现低颅压。第二种观点侧重于影像学，同样支持CVT先于SIH。静脉窦血栓使硬脑膜静脉充血增厚，因此增强MRI显示广泛的硬脑膜强化，而增厚的硬脑膜压迫脑组织下沉表现为小脑扁桃体下疝，即SIH特征性的影像学表现。第三种观点则认为SIH出现在先，导致CVT，SIH使脑脊液容量减少，颅内静脉和静脉窦代偿性地扩张。在层流状态下，经过某一截面的血液流速与截面面积成反比。因此，如果其他条件保持恒定，颅内静脉扩张必然会导致血流速度减慢，血流淤滞，从而增加静脉及静脉窦血栓形成的机会。有文献报道SIH患者静脉窦的横截面积比正常人大70%，而且纠正低颅压前后的横截面积有统计学差异。有研究已经观察到静脉及静脉窦扩张导致的血流速度减慢。目前第三种观点已经获得了广泛共识。除此之外，也有人认为SIH时脑脊液丢失，浮力下降，会使脑静脉及静脉窦的血管壁受到机械性牵拉，破坏管壁原有结构。另一方面，脑脊液丢失也会使重吸收到静脉系统的脑脊液减少，因此静脉系统的血液黏度增加。综上所述，静脉窦内血流速度减慢，血流黏稠度增加，以及静脉窦管壁结构破坏都会增加CVT的可能。

本患者在发病之初都表现为坐立位加重、平卧位减轻的头痛，经腰穿证实脑脊液压力低于60 mm H$_2$O，无外伤、手术等导致脑脊液漏的病因，因此SIH诊断明确。Savoiardo等认为SIH的根本是脑脊液容量减少，从而导致脑脊液压力降低。根据Monro-Kellie定律，颅腔内容量是一定的，脑脊液容量的减少必然会导致颅内静脉和静脉窦代偿性地扩张充血，硬脑膜静脉同样会发生扩张，组织液渗出表现为硬膜下积液，行MRI增强时造影剂外渗，MRI上就表现为硬脑膜的弥漫性强化。本患者其MRI表现为硬膜下积液，静脉窦扩张，增强可见硬脑膜广泛强化，符合SIH的影像学特征。而随着病程进展，复查颅脑MRI，则显示出CVT的特征性表现，如静脉窦内充盈缺损及血栓信号。因此我们认为，本患者SIH发生于 CVT 之前。

本患者经全面的辅助检查排除了其他可导致 CVT 的危险因素，如乳突炎、血液系统疾病、肿瘤、自身免疫病等，由此我们推测 SIH 也是 CVT 的危险因素之一。本患者为青壮年男性，文献报道的 SIH 导致 CVT 者也以中青年男性居多，因此临床工作中遇到拟诊 CVT 的青壮年男性，经常规检查未发现常见病因者，应考虑到病因可能为 SIH。SIH 本身极易误诊，有相当比例的患者缺乏特异性的直立性头痛，为避免腰穿导致脑脊液外漏加重低颅压，不推荐将腰穿作为诊断 SIH 的首要标准，而应结合患者的临床症状及影像学表现。SIH 病程后期合并 CVT 更增加了误诊的机会。如果患者的头痛性质发生了改变，由体位相关性头痛转变为持续性头痛时，应考虑 CVT 的可能，此时应积极抗凝治疗，避免脱水降颅压。从上述 2 例患者的治疗转归可以看出，低颅压综合征并发脑静脉系统血栓形成的预后较好，早期诊断及时治疗十分重要。

延伸阅读：

［1］Hoxworth JM，Patel AC，Bosch EP，et al．Localization of a rapid CSF leak with digital subtraction myelography．AJNR Am J Neuroradiol，2009，30：516－519．

［2］Richard S，Kremer S，Lacour JC，et al．Cerebral venous thrombosis caused by spontaneous intracranial hypotension：Two cases．Eur J Neurol，2007，14：1296－1298．

［3］Albayram S，Kara B，Ipek H，et al．Isolated cortical venous thrombosis associated with intracranial hypotension syndrome．Headache，2009，49：916－919．

［4］Takeuchi S，Takasato Y，MasaokaH，et al．Spontaneous intracranial hypotension associated with dural sinus thrombosis．Neurol Med Chir（Tokyo），2007，47：555－558．

［5］Savoiardo M，Armenise S，Spagnolo P，et al．Dural sinus thrombosis in spontaneous intracranial hypotension：Hypotheses on possible mechanisms．J Neurol，2006，2539：1197－1202．

［6］Yuh EL，Dillon WP．Intracranial hypotension and intracranial hypertension．Neuroimaging Clin N Am，2010，20：597－617．

［7］郑华光，赵志茹，李轶，等．脑静脉窦血栓形成患者预后量表的有效性检验．中国卒中杂志，2010，5：814－819．

［8］Schievink WI，Maya MM．Cerebral venous thrombosis in spontaneous intracranial hypotension．Headache，2008，48：1511－1519．

［9］Canhao P，Batista P，Falcao F．Lumbar puncture and dural sinus thrombosis－a causal or casual association．Cerebrovasc Dis，2005，19：53－56．

［10］Park JY，Yoon SH．New concept of cerebrospinal fluid dynamics in cerebral venous sinus thrombosis．Med Hypotheses，2008，70：143－147．

［11］胡珍琼，张荣，朱谱国．自发性低颅压综合征诊治研究进展．卒中与神经疾病，2011，6：191－192．